金方治愈糖尿病

——糖尿病的早期发现与治疗

薛钜夫　著

曲金好　唐文吉　整理

北京科学技术出版社

图书在版编目（CIP）数据

金方治愈糖尿病：糖尿病的早期发现与治疗 / 薛钜
夫著 . — 北京：北京科学技术出版社，2022.8
ISBN 978-7-5714-2312-4

Ⅰ . ①金… Ⅱ . ①薛… Ⅲ . ①糖尿病—诊疗 Ⅳ .
① R587.1

中国版本图书馆 CIP 数据核字 (2022) 第 078856 号

策划编辑：刘　立
责任编辑：白世敬
责任印制：李　茗
封面设计：蒋宏工作室
出 版 人：曾庆宇
出版发行：北京科学技术出版社
社　　址：北京西直门南大街 16 号
邮政编码：100035
电　　话：0086-10-66135495（总编室）
　　　　　0086-10-66113227（发行部）
网　　址：www.bkydw.cn
印　　刷：北京捷迅佳彩印刷有限公司
开　　本：710 mm × 1000 mm　1/16
字　　数：158 千字
印　　张：13.75
版　　次：2022 年 8 月第 1 版
印　　次：2022 年 8 月第 1 次印刷
ISBN 978-7-5714-2312-4

定　　价：79.00 元

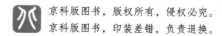

作者简介

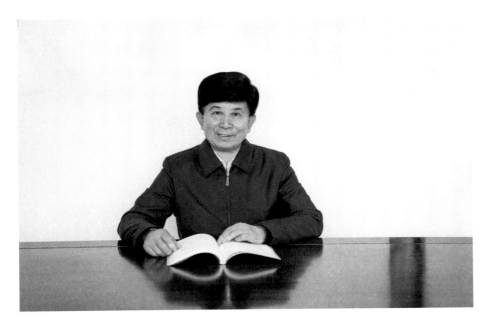

　　薛钜夫，北京杏园金方国医医院院长，北京金方书院教务长，北京千金方糖尿病研究所所长，"北京中医药薪火传承'3+3'工程"之施今墨名家研究室、祝谌予名家研究室负责人，首都名中医，"首都中医榜样人物"，北京中医药大学临床特聘专家。

　　薛钜夫生于中医世家，幼承庭训，在父亲薛培基指导下刻苦攻读历代医学典籍。成年后，拜在著名中西医结合专家祝谌予教授门下，跟师学习三十余载，学业大进。其间经祝师介绍，先后问学于针灸大家胡荫培先生、王乐亭先生、董德懋先生，逐渐形成了自己"中西互参、针药并进"的行医风格。

临床上，在糖尿病、脾胃病、肾病、咳喘病、妇科病、男科病、皮肤病的诊疗及美容、减肥等多个领域均有很深的造诣。尤其是对糖尿病的诊断、治疗方法的研究，近三十多年来着力尤深。在继承施今墨、祝谌予两代先师治疗糖尿病经验的基础上，开创了"三融合"（古今融合、中西融合、医患融合）治疗糖尿病的新路径，并研发出了疗效迅捷的专病专方系列，使众多糖尿病病人获得临床治愈，摆脱了终身服药的痛苦。

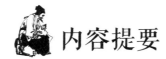# 内容提要

　　本书重点介绍了糖尿病的早期诊断和识别方法，即如何从慢性肝炎、高血压、焦虑、消化系统疾病、妇科病以及其他多种亚健康疾病中发现早期糖尿病的迹象，以达到早期发现并治愈糖尿病的目的。根据施今墨、祝谌予、薛钜夫师徒三代人诊治糖尿病的经验，糖尿病只要早期识别、早期干预，是可以临床治愈而不需病人终身服药的。本书贴合临床实际，以方证为中心，结合临床案例，从方证要点、对药解析、现代药理研究、对应针灸处方等，对糖尿病的诊疗要点进行多维度的讲解，更有对诊疗思维的深度还原及作者50多年临床诊疗经验的分享，适合临床医师、医学院校学生、糖尿病病人及家属阅读。

写在前面的话

经常有人问我:"你随祝谌予老师学习 30 年,你认为真正学到手的是老师哪一个专科的本领?"说实话,这个问题很难回答。因为在我心里,祝师的学识像一座绵延的山脉,用自身的高度、丰茂的内蕴给予了我具足的滋养——祝师不是只在某一专科领域独有建树,而是在中西医学多学科领域皆有良医大家的风范与口碑,因此很难用"某一专科"之成就来定义他老人家,所以我也很难说从他那里学到手的是哪一专科的本领。

对于学习、更新知识与技能,祝师毕生都有着令人难以企及的热情。老先生在生命的最后时刻,手边还放着正在阅读的 16 种医学杂志,还在探索古方的新功能效用。祝师这座善于温故纳新的学术山脉,对我坚持中西医参同、全科临床的修业之路产生了深远影响。

在祝师的影响和鼓励下,我最终选择了将糖尿病作为自己的研究方向。我是一个凡事追求不断完善的人,所以每做完一件事,我都喜欢做总结,找出不足和规律,以便继续完善与提高。我在收集整理自己过往的临床有效病例时,发现我治疗的糖尿病病人较多,临床见效的也多,因此总结出有效药方规律者亦多。此"三多",可以说代表着我对糖尿病的治疗积累了一定的经验,也使我建立了自信。

然而在总结时我才发现,在这些治疗见效的糖尿病病人中,真正能达到临床治愈的病例很少。也就是说，统计结论也是"三多一少"（病人多、见效的多、总结出有效药方规律的多、临床治愈的少），和糖尿病病人的症状（吃得多、喝得多、尿得多、体重减少）特点名称一样。在我所统计的3654例有效病案中，临床治愈者仅有438例，占比不足12%。

为什么有效病例很多，却只有不足12%的治愈率？这一问题迫使我进一步采取分类对比的方法对病例进行统计分析，最终发现，达到临床治愈的438例病人中，有276例是糖尿病早期病人。这类人群约占糖尿病临床治愈者的63%。然而这类人群中，又有141例是我在诊疗其他慢性病的过程中发现病人有糖尿病早期迹象而确诊的，其余就是体检时被查出来的以及求治其他病时被查出符合糖尿病诊断标准的。这一类人往往是还没有接受西药治疗就直接来我门诊就医，并且他们一般能够认真遵从医嘱，与我的交流反馈也及时顺畅，服药依从性良好。

临床治愈的第二类人群是糖尿病确诊1~5年者，经中西药物治疗后病情控制良好，空腹血糖指标稳定在6.5~9.0 mmol/L。但病人不能停服治疗药物，否则会出现血糖指标反弹甚至原药量无法有效控制血糖的情况。这类人群有109例，约占糖尿病临床治愈者的25%。

最后一类临床治愈者，是用各种中西药物治疗5年以上，但并发症较轻者。这类人群能坚持服用中药3年以上，且能认真遵守医嘱，共53例，约占糖尿病临床治愈者的12%。

由此我得出结论：早期发现是糖尿病临床治愈的重要一环。其他影响糖尿病临床治愈的因素依次是：医患交流顺畅度、病人的中药治疗依从性、病人对不利于病情的习惯的自控力。只要能做到早期发现、医患交流顺畅、病人依从治疗、控制不良习惯，糖尿病病人可以实现不必终身服药。

这个结论鼓舞我走上了早期发现和治疗糖尿病的探究之路。不觉二十余年过去，我有幸找到了一些中医治愈糖尿病的独特规律与方法。同时，基于祝师的学术思想并结合自己的临床体会，我也深知，若想临床治愈糖尿病这样一个复杂的疾病，绝非医生单方面努力就能达成。只有医患密切合作，调适人体本能系统，使之恢复平衡状态，才能达到祛除疾病、康复身心的目的。因此，从糖尿病早期迹象，到糖尿病晚期各阶段的临床表现，凡是我见过的、治过的、有效的和一些早期糖尿病临床治愈的典型病例，我都从医患双方的视角和需求对之进行忠实记述。本书中所讲的治愈糖尿病的方剂均为我学过的、学懂了、应用过的有效的方剂。需要说明的是，读者使用这些方剂的前提是能够熟练掌握其使用方法。

书中内容是我的弟子曲金好、唐文吉及工作室助理商蔚新将我在金方书院的金方弟子班、施今墨祝谌予薛钜夫三代名医经验传承班和在天津市中西医结合医院（南开医院）西学中班等课程的讲稿和讲课录音转换文字，进行整编、校正，复经我审阅而成。在此特向他们表示诚挚谢意！同时，我还特别要对北京科学技术出版社刘立老师在本书编写过程中给予的全力支持和帮助致以诚挚的感谢！

一己之见难免有限，然我的初衷是希望通过这册以"糖尿病医患实用手册"为定位的书与同道们分享、交流经验，为病人朋友们提供参考、借鉴，以期使更多的早期糖尿病病人得到临床治愈，保全生活质量。

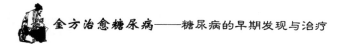

　　我相信，随着医学的昌明及人类对生命认知的不断深入，让更多难治性疾病病人免受终身服药之苦是能够实现的。

　　这既是众生之福，亦为医者之期！

薛钜夫

2022 年 5 月于金方书院

目　录

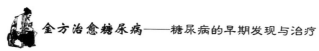

第一讲　糖尿病的中医治疗概说

我的中医治疗糖尿病的方法，主要来自施今墨和祝谌予两位老前辈的经验，以及自己在临床诊疗中的一些体会。

一、我研究糖尿病的机缘和心路历程

我是从 1986 年开始对糖尿病进行临床研究的，而对糖尿病的学习与关注，早在 20 世纪 70 年代跟从祝谌予先生学习时就开始了。

祝谌予老师是中医内科学家，也是我国比较早的研究中医治疗糖尿病的前辈。我跟祝师学习时，祝师临床所诊疗的疾病以大内科病种为主，他对内、外、妇、儿、五官科疾病的治疗也都有极好的疗效。那我为什么最后选择将糖尿病作为研究方向呢？这里面是有一些机缘的。

1. 初心是做中医全科医生

以我的理解，中医全科医生应满足以下两个要求。

一是中医技法全科。中医技法有很多，比如说中医的多种诊断方法，以及中药方、针灸、推拿、点穴等多种治疗方法。中医全科医生应尽可能多地掌握这些技法。我之所以会这样认为，是受我父亲的影响。在那个特殊的年代，我父亲被下放到农村行医，有时候用药不方便，所以他无论走到哪儿，身上都要带着针，以备随时给病人医治。他主张针药并用，认为这两个技法可以互补，疗效也很快，尤其对于疼痛、发热类疾病，针药并用确实优于单用其中某一方法。现在的医生治病，中药用得好的人很多，针灸用得好的人也很多，但既能用好中药又能用好针灸的人却较少。另外，我的老师祝谌予先生也非常支持我针药并用。我的启蒙老师是我父亲，初中毕业后我又拜祝谌予先生为师。祝师说，你在农村基层做医疗工作，一定要掌握针灸和中药双套本领。他称针灸和中药为"两只手"。他还告诉我，不但要有"两只手"，还要有"两只眼"。"两只眼"就是中医和西医。只用中医的辨证施治也能看病，但如果把西医的长处吸收进来，西为中用，疗效会更好。

二是诊病病种全科。中医诊病，应内、外、妇、儿、五官全科发展，这对训练中医整体思维大有裨益。

目前，中医医院按西医医院的模式，分为呼吸科、心内科、心外科等，分科很细。我认为分科过细对中医整体临床思维的形成是有阻碍的。不仅对中医，对西医也一样。作为一个医生，尤其是基层医生，如果只会看某一种病，工作开展起来就会有很多困难。

祝师曾给我介绍董德懋、胡荫培、王乐亭三位老先生，让我去跟他们学习针灸。后来我又在父亲的介绍下，跟鲍介麟老先生学习。这几位老先生的针灸技术都非常棒。我当时在农村给人看病，病人来了，适合针灸的就采用针灸治疗，适合用药的就用中药治疗，能针药并用的就针药并用，效果很好。

所以，不论是临床的技法，还是诊病的病种，我走的都是全科学习之路。而我也在这个过程中立下了一个志向：我要做一名全科医生。在本书后面的内容中，我也会介绍我中医针药并用治疗糖尿病的临证心得。

2. 创办医院，祝师指示我做临床科研

1986 年，在祝师的指导和支持下，我创办了顺义国医院，也就是现在的杏园金方国医医院，有幸延请到了当时享誉全国、临床诊疗技艺精湛的名医大家前来坐诊，如祝谌予、刘渡舟、董德懋、翟济生、刘韵远、李介鸣、赵绍琴等。当时有很多师兄弟在这里跟着老先生们抄方学习。

祝师当时对我说："随着医院的发展，一定还会有更多青年才俊不断加入。过些年我们这代人不在了，你们就要把老前辈们的经验传承下去，这就要求你们既能讲课，又能把问题说清楚。如果你不带学生，就没有这样的体会。只有通过带学生，站在学生的视角提出问题，才能体会到把问题说清楚的重要性。"

祝师还告诉我们，年轻人一定要从医、教、研三个方面去锻炼自己。我现在常和我的学生们讲，临床科研是非常重要的。搞临床科研，第一，得找一个自己熟悉的、有兴趣的、治疗确有心得的疾病，这样去研究才有意义。第二，要研究疾病，就要有足够数量的病人支持。现在很多临床科研项目是为了临床科研而招募病人来研究，我对这种方法不太认同。若在治疗某病方面没有一些成熟经验，怎能搞好这种病的临床科研？

祝师曾对我讲：治疗一种病，你对其确有心得，并且形成了比较成熟的治疗方法，才能谈得上研究。否则叫什么研究呢？

所以，我在看病的过程中就有意寻找一个研究方向，最后锁定了糖尿病。

20 世纪 80 年代，祝师在顺义国医院应诊，病人很多，半天要看六七十人，其中一半以上都是糖尿病病人，这就为我们研究糖尿病提供了病人数量上的保证。况且祝师是最早在北京协和医院开设糖尿病专科门诊的专家，那个时候他对糖尿病的研究已经很深入了，研究方法也很成熟了。全国糖尿病中医治疗的辨证分型标准最初就是祝师制定的，所以那时候我们学的东西已经比较系统了。

当时我还是有些纠结的，因为自己想当全科医生，如果我专门去研究糖尿病了，这个全科是不是就丢掉了？但因为祝师是我心中的偶像，甚至有神一样的地位，所以我就听老师的话了。后来发现凡是祝师让我大胆去做的，我都做成了！而我想做一件事，但祝师说你得考虑考虑的，我大多都失败了！所以说我对老师特别崇拜、敬仰。当时祝师提出我们要从医、教、研三方面来培养自己、锻炼自己时，我坚信这一点并且去做了。时至今日，我最自豪的就是老师亲自给我设计了这条路。

3. 坚定糖尿病研究信念，十二年苦心积累

我研究糖尿病的信念更加坚定，是源于祝师的一个病案。有一位姓杜的女士，来找祝老看不孕症。杜女士 32 岁，患有多囊卵巢综合征。她身高不到 1.6 米，但体重有 162 斤（1 斤 =0.5 千克）。大家可以想象她有多胖！祝老是研究糖尿病的，他在诊治这位病人时，发现她已经有隐匿性糖尿病了，只是她自己不知道。这样一来，治疗这位病人就有三个病证了：多囊卵巢综合征、肥胖、糖尿病。幸运的是，糖尿病发现得比较早。

祝老根据中医四诊，辨证杜女士为肝郁肾虚、冲任失养，处方逍遥散合寿胎丸加减。经过治疗，杜女士体重减了十几斤，性激素水平也有了明显改善。治疗 7 个月后，杜女士怀孕了，血糖、尿糖也基本

上恢复正常。最后足月产下一个 7 斤 7 两的小男婴。她原来的体重是 162 斤，孕前是 138 斤。可以说，经过治疗，杜女士的三个问题同时得到了解决。更有意义的是，这位病人整个孕期都没有出现妊娠高血糖，这是非常难得的。

祝师在治疗杜女士多囊卵巢综合征的过程中，并没有刻意为减肥或降糖而针对性地用药。那为什么这三个病证都能得到有效改善和控制呢？

当时我带着这个问题去问祝师："为什么您在治疗这个病的过程中，始终都在围绕多囊卵巢综合征去治疗，可后来三个毛病都治好了？"祝师说："当一个人身上有多种复杂疾病症状交融时，要通过全面的病史调查找到原发病，这是非常重要的。这个病人的原发病是多囊卵巢综合征，把主病矛盾治好了，其他的并发疾病也就好了，因为它们之间的病机是相通的。方子看似是治多囊卵巢综合征的，其实也是治糖尿病和肥胖的。这就是我们常说的要分清楚治疗的层次。如果一上来就没有治疗思路，方子连一个主方向都没有，那么最后就很难有好的疗效。"

祝师有这样的论述："糖尿病并发高血压，需要看是糖尿病发病在先还是高血压发病在先。如果糖尿病发病在先，就以治疗糖尿病为重。现在糖尿病、高血压病人大多数都在用西药治疗。在病人用西药的同时，我们可以先专注治疗其一个病，即使病人没有用西药，只要把病机分析清楚，把主病治好，并发疾病就会随之改善。"

正是这次的所见所闻，坚定了我搞糖尿病临床研究的信念。糖尿病是一个多脏器受累的疾病，学会治疗糖尿病，治疗内科杂病就不会感到手足无措。

我是怎么入手糖尿病研究的呢？首先是学习施老（施今墨）、祝师他们看病留下的资料。然后跟着祝师学习了 12 年。从 1986 年到 1998 年，祝师每次到杏园金方应诊，我都一定坐在旁边学习。

说来惭愧，在我还没有关注糖尿病研究的时候，有点半瓶子醋的状态。因为在 1986 年成立杏园金方国医医院的时候，我的日门诊量已经达到 40 人了，所以我就自认为我已经很棒了，没必要再跟老师学了。但我在跟老师学习的 12 年中发现，跟师学习的机会是特别难得的。所以我经常跟我们医院的年轻医生讲，有机会一定要多跟诊学习。

对于糖尿病的治疗，我刚开始没有自己创新。一上来就用学到的成熟的治疗方法，所以我的进步很快。在跟师学习的 12 年间，共积累了糖尿病病例 30007 例，其中祝老 19000 例，我 11000 多例。到 1998 年，我的病人群中，糖尿病病人已经达到 40 % 了。

学习十几年后，1998 年的 7 月，祝师问我："你在治疗糖尿病的哪方面有好的心得？你自己感觉在哪方面的研究比较有眉目？"我说，在这十几年的观察中，我发现西医的很多化验指标跟中医看病的临床症状有对应规律。举个例子，若某病人肾糖阈的值到了该有尿糖出现但是尿糖指标却是阴性，则此病人之疾大概率是五苓散合六味地黄丸方证。这两个方子的临床表现和肾糖阈值过高这个指标是有对应关系的。所以我通常一见到肾糖阈值高就去病人身上寻找五苓散与六味地黄丸合方的指征，多可发现对应规律。

这个时候，我跟祝师说："老师，我现在想对糖尿病进行临床研究，想在医院设立一个糖尿病研究所。"老师同意了，问我要什么支持，说他现在还有精力来支持我。我说："老师您能不能做我们的学科带头人？因为我本人不懂，看病还算入门了，但搞临床科研完全是不懂的。"祝师说："我可以手把手教你，但都得你自己去做。"

于是，在 1998 年杏林金方国医医院成立 12 周年那天，我们成立了千金方糖尿病研究所。"千金方糖尿病研究所"这个名字是祝师取的。千金方是集众家之长的表率，所以我们的研究所就叫千金方糖尿病研究所。祝师建议我以后的糖尿病学术研究这条线以金方来命名，所以后来我们的书院就叫金方书院。

4. 研究糖尿病，培养全科思维

我在专注研究糖尿病之前是有些纠结的，生怕自己因研究糖尿病专科而偏离全科。后来在大量的临床中我体会到，入手糖尿病研究，对我的中医全科发展不仅没有不好的影响，反而有帮助。

当一个糖尿病病人身上出现若干并发症时，去找不同科的医生看病会出现什么问题？我给大家讲个案例。

苏先生，42 岁，来找我看病时，他把自己的病历本一打开，我就蒙了。为什么？病历上写着他正在使用的十一种药。不仅有口服的、外用的，还有注射的，包括降压药两种、降糖药三种（有两种是口服的，还有注射用的胰岛素）、治青光眼的药两种、抗焦虑药两种、抗凝血药两种。

说实话，当时看完这个病历，我并没有思路。我说，"您今天来找我看什么病？您所有病的药不是都有了吗？"他说："我今天来是看性功能低下的。我吃的这些药治的是别的病，和性功能低下没有关系，您不用管。"

大家说，这可能吗？我能不管吗？先不说这些病，读完这十一种药的说明书就会感到看病无从下手。其实病人的很多症状，都与这十一种药的副作用密切相关。比如，抗焦虑药、降压药、降糖药等都对男性性功能有抑制作用。另外，糖尿病本身就容易导致男性病人性功能明显减退。他说不用我管他那些病，我怎么可能不管呢？

治疗糖尿病的时候，如果病人已经在用西药降糖药，一定要叮嘱病人万不可突然停药，因为一旦停药，病情就会反弹。并且这个病人的血糖控制还不理想，空腹血糖总在 8~11 mmol/L。用这么大剂量的药，血糖控制还不满意，如果再减药或停药就更麻烦了。且我也不知道该先从哪种药减，这十一种药之间的关系，不是我在看病的几分钟之内就能分析出来的。

说实话，在刚开始的诊疗过程中，我的脑子有几分钟是空白的。就在这个时候，我想起了祝师的那个案例。祝师曾跟我讲："你要找到原发疾病，从中医的角度分析病机，分析原发疾病与其他几个疾病之间的关系。"放在这个病案上，虽然这个病人是来找我看男性性功能低下的，但性功能低下是原发疾病吗？他所患疾病的主要病机是什么呢？于是我就继续跟病人交流。那天我给这个病人看诊至少用了 30 分钟，挺费心思的。

病人的求诊目的很明确，要解决性功能不好的问题，不需要看别的病。我从中医辨证角度考虑，认为他疾病的病机为肝郁不舒、肾阳不伸，处方先从焦虑入手，用柴胡桂枝汤合四逆散加减。

这个时候我问病人家住在哪儿，他说自己住得很近。我说："我先给你开 3 天的药。你把目前正在吃的西药都拿出来，我告诉你哪种药可以不吃了。"最后通过再三酌选，我只给他保留了三种治疗糖尿病的西药，其余八种药都停了。为什么只开 3 剂药？因为我不知道停了那几种药以后，他的血压、青光眼、焦虑等，会是个什么状况。我告诉病人，在这 3 天中如有不舒服可随时来找我。病人也很配合，但是 3 天以后他没来找我，我心里就打鼓了。我想他一定是去找别的医生了。

结果又过了 4 天，病人来了。我问怎么这么久才来，难道 3 剂药吃了一星期？他说："不是，您开的药挺好的。吃完药，我能睡整宿觉了。而且早晨起来不头晕了，焦虑情况也好多了。"

我当时治疗这个病人是从治焦虑入手的，没想到病人情绪好转后，再查血糖、血压，发现血糖、血压也下降了，其他病证也没有什么特别不好的迹象，于是我信心倍增，继续用这个方法给他治疗了一段时间，期间他各项化验指标持续改善。经过将近两年的调理，这个病人所有口服西药都停了，只保留了胰岛素注射，但胰岛素用量由原来的 50 IU 改为了 18 IU，空腹血糖也控制在 7~9 mmol/L。

在这里，我特别想说的是：治疗患有多种疾病，在不同专科开过多种药物的病人，对全科医生来说是非常棘手的挑战。病人眼睛不好，眼科医生给开治疗眼睛的药；心脏不好，心内科医生给开治疗心脏的药……这在大型综合医院尤其多见。那么这样一个复杂的问题是不是也给我们带来了一些启示呢？糖尿病会出现诸多并发症，如果医生能够运用全科思维去治疗，病人直接求诊于这样的医生，是不是就不用再吃大把的药了呢？

在跟祝师学习的时候，他经常说的一句话让我印象深刻。他给病人看完病后总会说上这样一句："咱俩得好好合作。"现在，我的学生们也经常会听到我对病人说这句话。若病人不配合医生，医生本领再大也没有用。

讲完这个病例，我想大家也就知道了，当患有多种病证时，应该找治疗病种比较全面的大内科医生或全科医生看。而医生遇到这种病例时也不要慌，运用大内科或全科思维对之进行抽丝剥茧的分析，就可以找出核心病机，进行治疗。所以，培养全科思维是非常有必要的。

二、认识糖尿病的四大误区

1. 误区一：糖尿病等于消渴病

有些中医把糖尿病和消渴病画等号，这是不对的。糖尿病只有具备消渴和"三多一少"症状时，才能说是消渴病。

相关资料显示，现在糖尿病病人中，有"三多一少"症状的不足40％，而早期糖尿病病人中有这些症状的更少。而且，有"三多一少"症状也不见得都是患了糖尿病。比如尿崩症、脑垂体病、甲状腺功能亢进，还有一些膀胱疾病等，都会有尿频、尿多症状。

很多人在找糖尿病治疗方法的时候，会到古书的"消渴病门"里去找，而六味地黄丸就是治疗消渴病的一个典型方子。在我初学医的时候，很多中医书上都推荐用六味地黄丸治疗糖尿病，但我在临床中发现，六味地黄丸主要适用于中晚期糖尿病。早期的糖尿病病人大部分没有肾脏相关病症，用六味地黄丸治疗效果并不理想。

2. 误区二：糖尿病是终身病，需要终身服药

从1986年到今天，我和祝师诊治的糖尿病病人中，有相当一部分人已经完全停药了，停药时间最长的病人已经停药20多年了，没有出现临床反复和并发症。所以我认为，只要找到方法，找对方向，临床治愈糖尿病是可能的，糖尿病病人并不需要终身服药。

3. 误区三：糖尿病可以根除

临床治愈，并不是根除。因为，糖尿病不是终身免疫性疾病，不可能产生永久性抗体，所以不可能根除。

即使糖尿病病人的血糖正常了，其糖代谢仍是一个薄弱环节，对内外源刺激都很敏感，感冒或情绪波动等都可能造成血糖波动。因此，

即使临床治愈了，仍然要坚持调控饮食、规律运动，这样才能保证血糖稳定。

4. 误区四：中药不能降糖

我曾经有个病人，用胰岛素治疗糖尿病，频繁出现低血糖。当时我在一本杂志上看到了一个西医专家分享的治疗糖尿病的心得，就建议病人去找这个专家看看，将胰岛素的用量调至合适。这也是一个经验，病人用胰岛素治疗糖尿病时频繁出现低血糖，常见原因有两个，一是量不合适，二是胰岛素的品种不合适。但我不是专门研究胰岛素的，所以还是请更专业的人给予正确的指导更好。

但我万万没想到，我很尊重的这位西医专家，听说病人吃中药控制血糖后就说，"你这么严重的糖尿病，怎么不接受规范化治疗？"他认为，病人出现这些反应，有可能是中药用药不当引起的。

最后，这个西医专家把病人所用胰岛素的品种和量都调合适了，但病人仍然出现了下肢的外周血管病变，脚趾疼得要命，都发紫了。这个病人又在家属的陪伴下来找我。我说："怎么这么长时间不来找我？如果早点用中药控制，可能就不会出现这个情况了。"他说："那位西医大夫说找中医看病根本就不是规范化治疗。"我就问："那你怎么又找我来了？"病人无奈地说："他没有办法了。"

我不是说西医不好，我只是说，在糖尿病诊疗中有一个误区，那就是认为中药不能降糖。大量的事实证明，中医中药治疗对减少胰岛素用量、减少或停用西药，以及消除西药副作用是有很好的疗效的。这样的案例，在临床中屡见不鲜。

有人可能会说，病人同时服用中药和西药，怎么判断中药起了作用呢？我的方法很简单。第一，看血糖下降程度。比如，原来服西药后血糖控制在 7~8 mmol/L，加上中药，血糖改善为 6~7 mmol/L，那就是中药起作用了。第二，看血糖稳定程度。血糖原来是 7~8 mmol/L，现在是 6~7 mmol/L 了，这时候开始减西药，减西药的同时，血糖仍然保持在 6~7 mmol/L，这也证明是中药在起作用。

三、糖尿病的三个阶段、三种治疗路径

对于糖尿病，我主张分三个阶段，对应三种治疗路径。

1. 三个阶段

第一个阶段是功能代偿期，也叫胰岛代偿期，这一阶段虽然会出现一些糖尿病早期的征兆，但胰岛还能维持正常的血糖水平。如果这时没有及时干预，疾病就会进一步发展，胰岛失去代偿能力，血糖开始升高，这是第二个阶段，即功能失代偿期。第三个阶段是功能衰竭期，由于血糖的波动，人体出现了多脏器受损，这时就比较麻烦了。

我们在临床上一定要尽可能在糖尿病功能代偿期就予以治疗，也就是古人讲的"上工不治已病治未病"。从中医角度来看，糖尿病与肺、肝、脾、肾、三焦等多个脏腑有关，不管哪个脏腑出现功能异常，都要尽早调治，避免疾病进一步传变。这就是"见肝之病，知肝传脾，当先实脾"的道理。

2. 三种治疗路径

根据我们的经验，糖尿病的三个阶段对应三种治疗路径：第一阶段，病在早期，可以纯中医治疗；第二阶段，采取过渡性中西医结合治疗，随着症状和指标的改善，可以逐渐减停西药，过渡到纯中医治疗；第三阶段，病在晚期，必须中西医结合治疗，优势互补。

（1）第一个阶段：早期诊断，纯中医治疗

于早期发现糖尿病是很重要的，可以起到逆转病势的效果。想要早期发现糖尿病，就需要对糖尿病的各种早期迹象十分敏感。现在的糖尿病，基本都是西医确诊之后，才来找中医治疗，真正由中医大夫早期诊断出来的很少。我在初入临床时，对中医临床早期发现糖尿病也没有经验，经过几万个病例的积累，才逐渐总结出了中医临床症状与西医化验指标的对应规律。我发现很多糖尿病都是由慢性病引起的，在早期阶段常常表现为其他疾病，比如高血压、慢性胃病、慢性肝病、反复发作的牙周病、溃疡病、妇科炎症、尿路感染等。随着对早期糖尿病关注度的提高及经验的积累，在我的门诊上，发现早期糖尿病的概率也越来越大。

这里特别提醒大家，将来遇到以下两类疾病时，一定要让病人先去查查血糖。第一类是多年不愈的慢性胃病。根据我的临床经验，这类疾病病人诊出糖尿病的概率不低于 30 %。第二类是泌尿生殖系统反复感染和女性宫颈病变。让这些病人去查血糖，既可以赢得治疗时间，又可以减少临床漏诊。我的一个学生就曾被一桩医疗纠纷折腾了六七个月，为什么呢？因为这个病人说吃他开的药吃出糖尿病来了，其实是这个病人本就有糖尿病，只是没有早发现而已。

在早期诊断出糖尿病，就可以采取纯中医治疗。发现糖尿病时病人还没有接受任何西医西药治疗，血糖又没有高到非用西药不可的程度，我一般不会用西药。我曾见过的血糖最高的病人，刚发现时空腹血糖已经 20 mmol/L 了，但是没有出现糖尿病并发症，也没有经过西医治疗，这个病人就是通过纯中医治疗控制了血糖。在这个阶段我大多采取中药加针灸的方法治疗，尤其多用针灸，降糖很快。

（2）第二个阶段：过渡性中西医结合治疗

如果这个病人已经接受过西医治疗，已经用上西药了，我们就采用第二种治疗路径，过渡性中西医结合治疗。什么叫过渡性？病人已经用上西药了，不能马上撤掉西药，我们要在改善症状和改善指标的前提下，缓减胰岛素和降糖药的用量。这里有两个字很关键：缓减。

我在给病人看病时，经常在桌上给病人画线，用一条横向的曲线，代表血糖的波动。血糖波动大，糖尿病就难治；波动小，就相对容易治疗。什么叫波动大？比如说血糖高的时候 10 mmol/L，低的时候 6 mmol/L，虽然看似血糖降低了，但血糖波动是大的，这样的病人比较难治。血糖波动越小，病人的身体情况越稳定，临床疗效就更好。这样，我们就可以提前预判疗效了。

在过渡性中西医结合治疗这个阶段，仍然有机会逐渐走向纯中医治疗。在这里我特别要强调，我不是说西医治疗不好，我只是认为能够用一种药解决的，就尽量不要用多种药。中药是复方，治疗时比较考虑整体，调试也比较方便。在治疗过程中，中药还能够及时消解西药的副作用。

（3）第三个阶段：糖尿病晚期，必须中西医结合治疗

到了胰岛功能衰竭期，必须中西医结合治疗，任何单一的治疗方式都有局限性。

如果有人问我治疗糖尿病的最好途径是什么？我就会回答，咱们先分析一下病情处于哪个阶段，具体是什么情况，然后才能知道应采取哪种方法。

四、早发现、早治疗，临床治愈糖尿病是可能的

我刚才讲了，有相当一部分糖尿病临床治愈的概率是很高的，而这一部分糖尿病大多是早发现、早治疗的。

我现在已经六十多岁了，我未来研究糖尿病的主要方向就是糖尿病的早期诊断方法，以及糖尿病早期发现、早期干预的最佳时机。

糖尿病现在越来越狡猾了。早期糖尿病筛查有一个重要指标，就是空腹血糖高于正常值。但空腹血糖高是糖尿病早期最先出现的症状吗？其实不然。有些人空腹血糖不高，餐后血糖高。现在做体检，多是检查空腹血糖，有的人在体检前一天晚上特别注意，刻意地少吃或者不吃，这样查出来的空腹血糖并不能反映真实的血糖水平。

在我几十年的医疗经验里，我认为疾病多为渐变，很少有突变。只是在发生突变前，人们没有发现它在渐变。而能够发现疾病是否在渐变，需要医生的经验和眼光，也需要医生提升对疾病的警觉。

我们老祖宗说过，"上工治未病"，一个高明的医生应该在疾病未形成之前就能够发现，并进行干预治疗。但是这件事有两个突出的难点。第一，医生早期发现未形成疾病的能力的形成，需要有一定的积累。第二，即使早期发现了，病人也常常不重视，你告诉他说他将来会得糖尿病，他不信，非得等得了病才治，甚至要等病重了才治。但尽管有难点，这件事还是可以做到的。

近些年，医学界乃至糖尿病病人群中，有个共同认知，那就是糖尿病是终身病。这个认知使得医务人员对糖尿病的治疗态度大多是消极的。这是很可怕的一件事。医生对治疗消极，那病人还有多少战胜这个疾病的希望呢？

如今所谓糖尿病正规治疗的评估准则是：血糖、尿糖及其他糖尿病相关指标在接近正常值或正常值范围就算合理用药了，接着就是坚持终身服药了。关注糖尿病相关的期刊文章不难发现，大多数医者都持这样的观点。至于病人在吃药过程中有没有不舒服、药物是否有副作用、如何消除药物副作用等，就很少人去关注了。

糖尿病病人也就很自然地、无可奈何地接受这一事实。那些喝大酒、吃大肉的病人，一边打着胰岛素、吃着降糖药，一边跟医生说，"我现在就算喝酒，血糖、尿糖也是正常的，喝完酒血糖还能下降点。"他已经习以为常了。这就给医生治疗糖尿病带来了一定的难度。

还有一种说法：糖尿病不可怕，并发症才可怕。这话乍听起来似乎挺合乎实际，但若是细细琢磨，这话其实是站不住脚的。如果没有糖尿病，并发症又怎么会产生呢？

这个问题曾促使我进行了很深入的思考：糖尿病之所以引起诸多并发症，是由于机体长期处于一种高血糖状态，导致各脏腑组织器官受损，尤其是心脑血管、肾脏、视神经等，进而影响病人生活质量。

其实我们治病的目的就是提高病人的生活质量。例如前文所讲的那位病人，他才40多岁，性功能就丧失了，还谈什么生活质量？所以说，临床做到对糖尿病的早发现是很有意义的。

说到这里，忍不住说一下我平生最崇拜的两位医学前辈。一位是西医大家张孝骞先生，我读过很多他的著作。这位老先生在北京协和医院工作了60多年，据说世界上有70多种疾病的第1例是他诊断出来的，大概平均每年就有1例多，这太了不起了。另一位是我的老师祝谌予。祝师当时在北京协和医院出门诊，每年有200多例初诊病人由他诊断出糖尿病。病人去找他看妇科，却被发现有糖尿病；去看乙肝，却被发现有糖尿病；等等。说起来轻松，实际上能做到挺难的。

我跟诊过很多中医临床大家，也看过很多西医的书。就看病而言，可以说，不误诊不太难，但不漏诊很难。以我为例，每年都有若干个被我漏诊的病人。比如病人来看皮肤病，过敏性湿疹，其实她还有宫颈病变，但我没发现。医生没发现，病人也就没有重视。在这儿我跟大家分享一个经验。我在临床看病时，凡是我认为该用这个方法，但治疗没有效，且改用其他诸法也都没效时，我一定会冷静下来，慢慢再找还有哪个病我没发现。而此时往往会柳暗花明又一村，有新的发现，找到了漏诊的病，再对这个病进行治疗，一般就能很轻松地治好。

临床还经常遇到下面这种情况。病看完了，方子也开完了，医生正准备把处方递给病人的时候，病人说："大夫，我还有糖尿病，我这治糖尿病的药还吃不吃了？"甚至还有病人来看其他病，药开完了，这个病人说："我怀孕两个月了，这药还能不能吃？"类似这样的情况，我每年都会遇到。每次遇到这类情况，我都要自我检讨一番，看我在哪里出现了疏忽。

我举这些例子，就是在跟大家讲早期发现糖尿病的方法问题。我从 1986 年到现在进行了三十多年的糖尿病临床研究，发现糖尿病的早期发现越来越容易了，因为现在来找医生调理亚健康的人越来越多了，这些人身上都可能有潜在疾病，这是我在临床看病时的一个体会。

第二讲 肝源性糖尿病早期: 一贯煎方证辨识

所谓肝源性糖尿病，是指先患有肝病，然后并发或继发糖尿病，因其糖尿病典型症状并不明显，所以极易漏诊或延误诊断。

随着近年来人们的工作、生活压力的增大，患肝病的人数逐年增多，再加上疲劳、熬夜、负面情绪、食物的选择过丰摄入过多，以及过量信息的消耗等，都使得肝源性糖尿病的发病率升高。

我们在进行临床总结后发现，肝源性糖尿病主要有两个方证：一贯煎方证和柴胡桂枝干姜汤方证。我先给大家介绍一贯煎方证。

一、一贯煎方证概述

对于早期的糖尿病，不论有没有肝病，只要具备相应的临床指征和化验指标，就都可以用一贯煎治疗。

1. 一贯煎方证的发现过程

一贯煎可以治疗糖尿病是我的老师祝谌予发现的，他在治疗慢性肝炎尤其是恢复期的病人时，很喜欢用一贯煎，后来逐渐发现一贯煎还可以治疗肝源性糖尿病，且具有极佳的临床疗效。

现在很多学生看到老师在临床上用一张方子有效，就马上记下来，其实仅记下药方是不够的。中医看病用方的证据叫作"证"。不认识证，光抄有效的方子有什么用？我的学生们经常有疑问：跟着老师侍诊抄方的时候，看老师用某个方子治疗某病的效果很好，但等自己给人看病的时候用这方子效果却不好，这是为什么？我说，你一定要看我为什么要用这张方子，我们中医看病就和破案一样，得学会找证据。

我们常说，部分糖尿病属于中医的"三消"范围。三消的基本病机是什么？是阴虚火旺，虚火上炎。虚火上炎到肺就出现上消症状，到脾胃就出现中消症状，到肾就出现下消症状。而肝病恢复阶段阴虚火旺的病机，就增加了糖尿病的患病概率。病机是有连属关系的，刘渡舟先生曾经跟我讲，中医看病的最高境界是"知机"，你要去了解病机，而不是简单地知道用哪个方子。

现在有人说，中医看病的概念都是模糊的，摸不着、看不见。其实这是一种偏见，中医看病的证据，既能摸得着，也能看得见。比方说，一贯煎方证中的一个症状就是舌红，这就是看得见的。

祝师在治疗慢性肝炎恢复期病人的时候，只要看到几个症状就用一贯煎。什么症状？病人烘热汗出，舌头是红的，舌面上没有苔，脉细数。

此外，还要有相应的化验指标。一贯煎方证的化验指标的典型特征是：其他指标都很高，唯独转氨酶不高或者高得不多。转氨酶特别高的就不是一贯煎证。在这个基础上，还有一些常见症状，如口干舌燥、饮水多、心慌、失眠、梅核气、呕吐、泛酸、口苦等，这些症状不是一定要同时见到，但每多见一个症状，使用这个方子就增加一分准确率。这就是中医看病的证据。

祝师用一贯煎治疗乙肝时，发现肝病病人有很多喜欢吃甜食，很多保健专家也认为肝不好的人应该多吃糖以养肝。而肝病病人多吃甜食，就很容易诱发糖尿病。有一贯煎方证的病人的特征之一就是爱吃甜食。

随着临床上这类病人的不断增多，我们总结出了肝源性糖尿病的一系列症状特点：舌红、口干、烘热汗出、喜甜食等。这些症状规律一找到，祝师就说这个证型用一贯煎治疗应该有效。这就是用一贯煎治疗糖尿病的由来。

我在跟祝师学习的时候，还发现了一贯煎方证的又一个特点：病人容易牙痛，出现牙周病。我在临床发现了很多这样的案例，就告诉了祝师，祝师鼓励我："小薛，你这个发现好，我们再临床观察一下。"后来发现果真如此，于是我们又给一贯煎的使用增加了证据：牙痛、牙肿、频繁牙周病。

如上，还能说中医看病摸不着看不见吗？我们中医看病也一定是讲究证据的。

2. 一贯煎方证使用要点

肝源性糖尿病主要有两个证型：一个是一贯煎证，另一个是柴胡桂枝干姜汤证。这两个方证有一个最简单的鉴别方法：柴胡桂枝干姜汤证的病人大便偏稀，一贯煎证的病人大便偏干。当然，舌脉也很重要。

这种通过方证来诊断已知病的方法，我是跟刘渡舟先生学的。诊断疾病的方法有很多种。打个比方，我们去朋友家拜访，要找到他的家门，首先要知道他是哪个区的，然后要知道街道和门牌号。看病也是一样，不同的辨证方法都可以帮助我们定位，六经辨证可以定位他在哪个区，八纲辨证可以定位他在哪个街道，而方证辨证就是直接找门牌号。我今天讲的找方证要点的方法就是直接找门牌号的方法，也可以称为定位、定性诊断方法。

对于肝源性糖尿病，我习惯先问病人大便状况。如果大便干，就去一贯煎那个区域寻证；如果大便稀，就去柴胡桂枝干姜汤区域寻证。而且一贯煎的便干有一个特点，那就是便下缓慢、排便不痛快。中医一般用这四个字描述这种便秘：无水舟停。什么叫无水舟停？没水了，船就不能走了。肠道里没有水液润滑，排解大便自然是缓慢的。

下面我们该找门牌号了，也就是一贯煎方证的典型指征。

一贯煎方证最典型的指征就是烘热汗出、舌红少苔、脉细数。在这组症状之中，看舌头是最直观的。这一类病人为什么会舌红？因为缺少津液。当人体的津液不足时，舌上就会显示热象，舌的颜色会变红，而且舌红的程度与病程的长短有关。舌有鲜红、暗红之分，鲜红意味着病程短，暗红意味着病程长。

我曾经跟诊著名老中医刘韵远前辈，刘老是北京儿童医院中医科的创始人。刘老的舌诊水平简直就是出神入化，他把人体的舌头分成 7 段，根据这 7 段的颜色动态变化来判断病情。以感冒为例，舌前 1/7 的地方（舌尖）红，病人一般是感冒一天了；整个舌头全都红了，说明病人感冒一个星期以上了，非常准确。

那么一贯煎方证的舌象是怎样的呢？第一个指征是舌质红，因为病人缺少津液。第二个指征是没有舌苔或为剥苔，我们可以根据剥苔的范围大小来判断病情的轻重。但是有时候舌苔也有假象。俗语有云：耳听为虚眼见为实，但眼见就一定为实吗？不一定。比如说本来舌淡的人看病时也可以表现为舌红，这可能是食物导致的，比如吃辣的、酸的、甜的东西，都能够暂时让舌头变红。所以舌红，不一定都是病理现象，还得结合脉象去判断。

如果脉象上是饱满的，是柔润的，不缺少津液，那这舌红就是假象。如果脉是特别细的，跳得还有点快，就和舌象对应上了。为什么会出现脉细？因为体内的水分少，脉管的充盈度不够。反之，如果病人体内的湿气特别重，脉管相对是充盈的，脉自然就不会细了。这个过程像不像破案？见到一个疑点就去细究它，就能逐渐分辨出准确的证型。

一贯煎方证除了大便干、烘热汗出、舌红少苔、脉细数，还有其他一些"或见证"，不一定都能见到，但多一个指征，用这个方子就多一分把握。

一贯煎方证的常见或见证如下。

第一，病人先有乙肝病史，接着又并发糖尿病。这是个重要指征，但不是百分之百会出现。其他疾病引起的糖尿病中也可能有一贯煎方证，要判断其是否为一贯煎方证，就要看是否有大便干、烘热汗出、舌红少苔、脉细数这些必见证。只要有这些必见证，就可应用一贯煎来治疗。即所谓"有是证，用是方"。

每一个病都有它的病证特点，就像男女的特征不同。一般来说，成年人走在大街上，即使女性留短发穿男式衣服，或男性留长发穿女式衣服，我们也很容易一眼分辨出其真实性别来。为什么？因为我们对男女特征太熟悉了。同样的道理，如果我们对某一个病的表现完全熟悉了，就能够一叶知秋。

第二，五心烦热，即心烦、手脚心发热，其中尤以脚心热烫最为常见。

第三，反复出现牙周病。一贯煎对于糖尿病牙周病应该是一个专病专方。我认为，中医的最高境界就是专病专方，如果觉得所有的病都漫无边界，辨证找不着头脑，那是老师不愿意教你。专病专方是有窍门的。一贯煎方证的糖尿病牙周病有一个特点，那就是刷牙时牙龈容易出血，而且这种出血呈间歇性，间歇的长短与血糖的波动相关。血糖高的时候，牙龈就会出血。听到病人说自己牙龈频繁出血，我们就要提高警惕，及时关注病人血糖的变化。

那么，糖尿病牙周病，一定要用一贯煎治疗吗？当然不是，也有别的情况，就不用一贯煎治疗。有一种牙周病的特征是牙龈肿痛化脓出血，即使经常洗牙刷牙也会口臭，这一类型的牙周病，可以用温清饮。

第四，腰腿疼痛。一贯煎是治疗肝肾阴虚的，而肝肾阴虚的糖尿病病人容易腰腿疼痛，且疼痛常常跟骨头相关，比如脚后跟疼痛、股骨头疼痛等。

以上这些都是使用一贯煎的证据。我们掌握的证据越多，开具的处方就越准确。

二、一贯煎对药解析

施今墨先生常常用对药，对药放在一起可以协同增效、扬长避短。在此我就用施门对药的思维给大家讲一讲一贯煎的方义。

1. 生地、川楝子

生地配川楝子是一贯煎最核心的一组对药。中医用药有一个说法，叫君臣佐使，现在的方剂学是这么解释的：君药针对主要矛盾，臣药是协助的，佐药起佐制作用，使药用来调和诸药。我认为这个说法不够全面，因为君药不止针对主要矛盾，还有统领协调、掌握方向的关键作用，它不能简单地针对主要矛盾，它还得有担当、有能力。比如有的人当医生特别好，但当不了院长；有人打仗特棒，但当不了元帅。而君药就是院长、元帅。一贯煎里面，生地与川楝子便是君药，是元帅，是不可或缺的。

这组对药在一贯煎里有以下三个功能。

第一，补充津液，缓解咽喉干燥。这主要是生地的作用。生地可滋阴津，增加人体津液的分泌。它不仅可以补充津液，还可以刺激人体分泌阴液。生地这个药太好了，它好在哪儿？它好在上可以到头面，下可以到足膝。它能够滋补、调动肝肾阴精，让上面的热降下去，下面的津液升上来。生地有沉降滋肾阴的作用，水液足了，舌头还会红吗？嘴还会干吗？所以，补充津液、缓解咽干是生地的作用。川楝子呢？川楝子有倾泻人体郁热的作用，可将肝血中潜伏的热排出体外。你看这组合多妙！新的生出来了，不好的排出去了，身体是不是就恢复了？

第二，治疗牙龈肿痛。这组对药是牙龈肿痛的专病专药。不管什么原因引起的牙龈肿痛，只要加上生地、川楝子，治疗效果就会提高。

第三，使阴升阳降。生地、川楝子放在一起，水分阴液足了，郁热泻下去了，大便通畅了，脏东西排出去了，新的能量就上来了，就达到了津生热降、阴升阳降的目的。有人不明白阴怎么能往上升，阳怎么能往下降，我来解释一下。在自然界，太阳照到地上，蒸发的水分就升上去了，下雨的时候水又落到了地面，这样的一种循环关系，这就叫阴升阳降。自然是一个大宇宙，人体是一个小宇宙。

大便通畅了，人体的经络也就通畅了。因此，生地配川楝子还能治疗两胁和脘腹胀痛。不通则痛，通了就不痛了。

另外，我特别要讲川楝子这味药。一贯煎里有六味药，其中生地、当归、麦冬、沙参、枸杞子都是滋补药，只有川楝子这一味药是倾泻药。一个团队里面，不能所有人都是一个脾气，都干一样的事，大家得有分工。一贯煎中，滋补药补充人体的正能量，川楝子把身体中的废料倾泻出去。

还有一个问题，也经常有人问我：是药三分毒，中药就没有副作用吗？我一般会这样回答：是药就有副作用，并且有的药的副作用是很明显的。馒头吃多了还会撑得难受，何况川楝子这个有明显副作用、有小毒的药呢？一个有小毒的药能长期吃吗？怎样才能不让它发挥副作用，而只发挥正向作用呢？

有一年在北京大学听哲学课，老师讲美国通用电气公司的老总韦尔奇，说韦尔奇有一个特别好的用人方法，即假如一个人有9个缺点和1个优点，那就把这个优点用到极致，这样的话，这个人的其他9个缺点就显示不出来了。我和老师说，我们老祖宗就有这种方法，在《汉书·东方朔传》里，东方朔就说过"举大德，赦小过，无求备于一人"。也就是说，当你把一个人正向的作用调动到极致的时候，他哪有机会去起那不好的作用呢？

川楝子在一贯煎里就是这样。一大堆的滋补药给正能量，就这么一味药有小毒，它的小毒还发挥得出来吗？把川楝子放在这儿是用它的倾泻作用的。川楝子努力地把人身体里的郁热等脏东西倾泻掉。等郁热清理完了，就把它撤掉，再把它派到别的战场上去，这就叫用药如用兵。

以上是为了说明川楝子和生地是绝配。川楝子有小毒，这毒从哪儿排出去呢？生地大量使用后有通大便的作用，川楝子的毒性部分就从大便排出去了。所以说，如果药物的副作用发挥出来了，那是因为没有制约，说明开方的医生不懂配伍，或者诊断不准确，没有把药物派到能够发挥它作用的地方去。

2. 生地、枸杞

生地和枸杞是一贯煎中的第二组药对。糖尿病常见腰腿痛，如双腿酸痛无力、股骨头疼痛、脚后跟疼痛等。治疗这些问题，这组对药是绝配。我们知道腰腿归肝肾管，而这两个药都有滋补肝肾的作用。

这时候就有一个问题：生地不是跟川楝子相配吗？怎么现在又跟枸杞子相配了？我来解释一下。作为一个元帅，他能只领导一个兵吗？当然不能。他要跟不同的人合作去完成不同的任务。

生地配枸杞的第一个作用是治疗腰腿酸痛。这里分享一个我特别得意的经验。我常用生地配枸杞，同时再加4味药：青黛配木瓜、白芍配甘草，三组一共6味药，治肝肾阴虚型的下肢疼痛、股骨头坏死，效果特别好。芍药、甘草这两味药相配，叫芍药甘草汤，又名去杖汤，意指把拿着的拐杖扔了。吃了芍药甘草汤以后，腿不疼了，拐杖可不就扔了吗？单纯芍药甘草汤对糖尿病股骨头坏死和下肢酸痛没有那么大的治疗作用，它需要组建一个团队，而它的团队即这三组共6味药。

这里还有一个经验，生地这个药，必要的时候可以大量使用，但不能长时间大量使用，因为长时间大量使用容易导致大便稀溏。肝肾阴虚需要用生地，但生地又有副作用，这时候怎么办？可以用熟地代替生地。熟地既可以滋补肝肾，又没有使大便稀溏的副作用。配用熟地时，施今墨先生又设计出一个对药：熟地配细辛，专门治疗肝肾阴虚的骨关节疼痛，并且长期服用也没有副作用。

生地配枸杞的第二个作用是使阴阳互根互用。古人讲，"孤阴不生，独阳不长"，一贯煎主治肝肾阴虚证，其中很多药都是滋补药，但滋补药也有补阴补阳的区别。如果阴不足，不能光用养阴的药，就跟大自然一样，只往地下倒水，水分是蒸发不上去的，得有阳光照射下来，水分才能蒸发上去。在一贯煎里，枸杞就起让阳光照射下来这个作用，它是补肾阳的，可以给肾脏增加温度和动力，让阴液能够升腾起来，这就是生地配枸杞的巧妙之处。一贯煎里面滋阴药众多，加上枸杞子这么一个助阳的药，方子的朝气就有了。如果人全都安安静静的，就容易死气沉沉，就得有人喊"冲啊！"鼓舞大家。在一贯煎里，谁喊呢？枸杞。所以生地、枸杞这两味药相配，可使阴阳互根互用保持平衡，实现阴平阳秘。

我的老师祝谌予先生是研究中西互参的，所以我们在用方的时候常常有两个思路、两种思考。我刚才从中医角度讲了一贯煎的使用依据，现在从现代药理研究角度，谈谈一贯煎的使用依据。一贯煎这6味药都有降糖保肝的作用，所以它可以降血糖并保护肝脏，治疗肝源性糖尿病。

我在治疗阴阳两虚型糖尿病的时候，常用生地配枸杞，或者熟地配枸杞，灵感就是从一贯煎的配伍中得来的。

阴阳两虚型，是糖尿病晚期非常难治的一种证型，此证型病人往往已经脏器功能衰竭。我研究出了一个方子，用来治疗这一证型的糖尿病。这个方子称阴阳和合汤，方中共7味药：生地配枸杞，桂枝配白芍，再加人参、麦冬、五味子。

我简单地给大家讲一下阴阳和合汤的用药配伍。这个方子里面含有一个叫生脉饮的成方，生脉饮是补气的，那为什么不叫补气汤，而叫生脉饮呢？一般的医生好像都不太关注这件事儿，只在认为病人气虚了、心脏的供血不好了、心气虚了的时候用生脉饮。其实生脉饮不是只有单纯的补气作用，它还有增加血容量的作用。麦冬、五味子是养阴液的，血容量充足了，脉搏的跳动自然就有力。人参补元气，先天禀赋不足时，可以用人参补充。人参还可以帮助调动、给予人体能量，鼓舞其他药发挥功能。麦冬补肺气的作用是很强的，中医认为肺为肾之母，肺气足了，肾脏功能自然就增强了。这三个药怎么配合呢？人参帮助麦冬，增加它的力量，把能量输送到肾脏。到肾脏后谁把能量带过去呢？五味子。五味子补肾，可以把能量带过去。五味子不仅补肾，还有收纳的功能，就像库房保管员一样。有药来补充能量了，到肾脏后就交给五味子。能量补充上，肾气就旺盛了，血脉一下就循环起来了。这个过程，哪是单纯补气那么简单？

生脉饮是滋阴益气的，没有阳药，没有动力。只补先天，不供应后天行吗？光用益气的药，不用扶阳的药行吗？当然不行。中医认为肾为先天之本，脾胃为后天之本，所以得让脾胃把营养吸收过来，好去充填肾脏。谁来负责充填呢？桂枝、白芍，它们有建中、建胃气的作用。脾胃是最容易中毒的地方，吃了不好的东西胃先承受。桂枝、白芍没有毒，是最安全的，一年365天都吃，也吃不坏胃的。

这样用药，则先天之肾有补充，后天脾胃也受到鼓舞。但是，当津液流失过度时，仅仅靠恢复功能是不够的，比如某地地震了，你要过去帮助建设，就要考虑到建设是需要物资的，物资是谁呢？生地、枸杞这类药就是物资。

3. 北沙参、麦冬、当归

一贯煎的最后一组对药是北沙参、麦冬、当归。很多人认为舌红少津只是阴津不足的表现，而忽略了另外一个重要问题：阴津不足会造成什么后果？答案是造成血容量不足。而北沙参、麦冬、当归这3

味药相配，就可以补充人体的血容量。

我研究血容量，是受一位西医前辈——北京协和医院张孝骞老先生的影响。他说，血容量是很多慢性消耗性疾病的关注要点。我在中医临床研究中，屡屡发现血容量与慢性消耗性疾病关系密切。血容量在哪儿体现？在脉管里体现。西医所讲的血容量，与中医说的"肺朝百脉"有共通点。此外，西医理论中有肺循环和体循环之说，肺的推动力不足，即肺气不足，脉气就虚弱，导致气血循行不畅而气滞，气滞就容易造成血瘀。气滞血瘀是糖尿病重要的病机之一。

如果只泛泛地讲活血化瘀，那就太笼统了，因为血瘀有很多种。清代大医家徐大椿说，有一味药治阴虚血瘀效果最好，这味药就是北沙参。治疗阴虚血瘀效果最好的药是北沙参，而不是桃仁、红花、川芎、当归，可能很多人觉得意外。现在有很多人用活血药，见着血瘀就用有鼓荡特性的药，而不知可用沙参。徐大椿最先发现沙参有化瘀作用，他在《神农百草经百种录》里写道："沙参，味苦，微寒。主血积，肺气上逆之血。"他认为，排肺中的瘀血，用沙参治疗效佳。这里就引出了一个问题：能够益气活血的药那么多，为什么单选沙参呢？大家想过没有，凡是行气理气的气分药，都有燥性，病人本来就阴分不足，若还用性燥的陈皮、枳壳、香橼、佛手，那阴伤就更重了。若一定要用香燥药，就须加用养阴药。而沙参既能养阴又能益气活血，一个药有两种功能。用一个药就能达到治疗目的，又何必非得用两种或者多种药呢？

另外，一般而言，行气理气的药有燥性，补气的药有壅滞之性，那么能够补气的沙参具有什么特点呢？我常说沙参有本事、没脾气，是因为它和很多药都能合得来。沙参能够清理肺中的瘀血，因为它色白体轻，色白入肺，体轻可举，"上焦如羽，非轻不举"，它能够使气上行。"疏通而不燥，润泽而不滞，血阻于肺者，非此不能清也"，这是徐大椿的话，我每读到这句话就手舞足蹈，觉得这话太妙了。

肺为贮痰之器，肺中的瘀血常和痰胶结在一块，而沙参还有化痰涎作用。你看，沙参的本领多大！可很多医生都不拿沙参当回事儿，或不会使用沙参，其实沙参使用起来特简单。

北沙参、麦冬、当归这组对药中，沙参起着重要作用。沙参与麦冬、当归相配，可以滋养肺、肝、肾三脏的阴精，治疗舌红少津可收到立竿见影的效果。

说到这儿，我还有一个经验跟大家分享，沙参、麦冬、当归再加上肉苁蓉 15~30 g，专治没有便意的大便秘结。

很多人说，中西医是两套完全不同的体系。我不完全同意这句话。我认为西医与中医的体系确实有区别，但是也有共通点。如果没有共通点，为什么中西医用不同的方法能治好同一个病？像我刚才讲的，西医的肺循环跟中医的"肺朝百脉"就是异曲同工。我经常做一个比喻，西服和中式服装虽然样式不一样，但也有相同的元素：上衣都有两只袖子，都有领子、纽扣，裤子都有两条裤腿。中西医也是一样，我们不能人为地把两者对立起来。中医老前辈萧龙友先生写过这样一首诗："医判中西徒有名，天公都是为民生。学人何苦交相诟，志士终归要有成。"

刚才跟大家讲的这些一贯煎的功效应用都是从中医理论解释的，后面我还会再把一贯煎的现代药理药效研究讲给大家。

谁说中医看病没有根据？谁说中医不科学？中医有中医的科学，中医的科学是现代科学解释不了的。很多东西你不理解不等于不存在，所以我们这些学中医的应该感觉自豪，应该有自信，应该坚信我们能够与西医对话，能够让西医的东西为中医所用。

三、一贯煎治疗肝源性糖尿病实例分享

柴女士，45岁，2003年6月份来找我看牙周病。她当时牙疼反复发作近半年，基本每个月都要去口腔科一到两次，总是这颗牙治好了那颗牙又病了。牙科医生很有经验，提醒病人这可能是糖尿病引起的牙周病变，但病人每年都体检，坚持说自己没有糖尿病。牙科医生没有再多说什么，但还是提醒她多关注，过一段时间再查一下。我觉得这个医生非常了不起，不像有的医生，治疗牙周病就只关注牙周，不会去关注深层原因。

据病人讲，半年来，除了前面的门牙，她全口牙都发生过牙龈肿痛。这是她来找我看病的主要原因。

另外，她还有烘热汗出、心慌、失眠、脚心热烫等症状，尤其是脚心热烫让她特别痛苦，冬天在家里不能穿袜子，必须要光着脚穿拖鞋，夏天得赤脚在地上走。脚热烫到这个程度有一年了。

我跟诊祝师的时候，对一个现象印象很深，那就是糖尿病病人很容易出现脚心热烫。曾有位80岁的老干部，冬天来看病，赤脚穿一双皮鞋，说脚热得不得了，最后证实他患的就是糖尿病。

柴女士的描述让我立马联想到了糖尿病，我跟柴女士说，晚上睡觉你的脚肯定是在外面晾着的，她说没错，冬天的时候脚必须在外面晾着，第二天早上整个脚都是紫的。要是把脚放在被窝里，她就烦躁。

我一看，她的舌头上一点舌苔也没有，舌体不胖，而是中等偏小，舌质是红的。这种舌象的病人，大多血糖偏高，即使血糖不高，也多

有家族性的糖尿病史。这种舌象也直接指向一贯煎方证。于是我就问她有没有乙肝，她说自己现在是乙肝小三阳。此时，诊断其有糖尿病证据就很确切了。

另外，女性病人糖尿病早期常常有妇科炎症表现，比如白带增多、经期外阴瘙痒，这个病人也有外阴瘙痒。因此，尽管病人说自己两三个月前查血糖结果是正常的，我还是坚持要她重新查血糖，早中晚的餐后血糖都要查，而且要连查三天。为什么呢？很多病人中午、晚上的餐后血糖没有早晨的餐后血糖高，而早餐后血糖高就是一贯煎方证的特点，这也是一个西医临床指标与中医临床证候对应的规律。

这位女病人连测三天餐后血糖，结果显示，晨起空腹血糖7.3 mmol/L，早餐后血糖11.7 mmol/L，糖化血红蛋白6.9%。早晨空腹血糖和早餐后血糖高，符合一贯煎的方证特点。病人说自己三个月前的血糖不高，应该也没有说谎，因为糖化血红蛋白一般反映近三个月的平均血糖水平，说不定在三个月前她的血糖还没有升高。但我们不要轻信病人的主诉，医生看病一定要有重点，有方向。

这个病人被我戴上了糖尿病的帽子，当时就紧张得额头冒汗。她说："麻烦了，我这原来不是牙的问题。头疼、牙疼不是病，可糖尿病是大病，怎么办？"非常焦躁不安。我费了好大的劲儿跟她交流，说："你的糖尿病是在早期阶段，现在刚发现，只要咱俩密切合作，你完全可以不站在糖尿病病人的队伍中。"她一下子振奋起来，说："真的吗？那我听你的话，你让我干什么我都会去做。"让病人情绪平复下来很重要，临床中需注意。

我给病人开了一个方子，以一贯煎为主方，具体用药是：北沙参15 g，麦冬15 g，五味子10 g，枸杞10 g，生地30 g，当归10 g，川楝子 10 g，黄芩 10 g，黄连 5 g，丹参 15 g，丹皮 10 g，葛根 15 g，玄参 15 g，酸枣仁 15 g，知母 10 g，川芎 10 g。

实际上这方子已经不只是一贯煎了。病人当时很焦虑紧张，所以我就加了酸枣仁汤以缓解她的情绪。缓解焦虑对治疗糖尿病是很重要的。

对这个病人的治疗很顺利。两周后病人来复诊，她喜笑颜开地说："吃您开的药的这两个星期，牙非常舒服。"牙周病缓解了，血糖指标也下降了。她坚持吃了三个月的中药，没有用西药，空腹血糖降到了5.4 mmol/L，早餐后血糖降到了 7.2 mmol/L。祝师的经验之一是，经过治疗，糖尿病病人的血糖达到一个稳定状态的时候，就不要给病人吃汤药了，可以改用水丸。在稳定阶段，用水丸比用汤药效果好。后来这个病人吃了半年多的水丸，到现在已经停药 10 多年了，再也没有出现牙周病，血糖、尿糖的指标也控制在一个满意的状态。

通过这个病例，我还要特别强调一下医嘱问题。治疗糖尿病，医嘱很重要，交代医嘱的时候可能能得到病人的很多信息，还能够让病人放松焦虑，让药物疗效稳定。在杏园金方国医医院，有一个《糖尿病病人须知》的单子，上面有祝师总结的几十种不让糖尿病病人吃的食物，这些不能吃的食物中大部分都是甜食。我叮嘱这个病人，即使你血糖正常了，这些甜食、水果也一定要少吃。这时候病人给我透露了一个信息，这个信息在这半年的治疗过程中我都没发现，她说当初得乙肝的时候，肝病大夫说乙肝病人应该多吃糖，她听从了大夫的建议，结果就得糖尿病了。很多乙肝病人的肝源性糖尿病就是认为多吃糖可以保肝而引发的，这也是我在跟随祝师诊治糖尿病的过程中发现过的规律。所以说医嘱很重要。

最有意思的是，有很多食物含糖度根本不高，但是糖尿病病人吃后血糖会出现波动，比如西红柿。现在很多糖尿病讲座说糖尿病病人可以吃西红柿，但据我们的临床经验，大多数糖尿病病人吃完西红柿后，血糖都有上升趋势。

西红柿不甜，茴香、韭菜不甜，萝卜也不甜，但它们对糖尿病病人的血糖都有影响。现在到饭店吃饭，总有人给糖尿病病人推荐上一道南瓜做的菜，说是南瓜降糖。实际上，饭店的南瓜中，60％以上不是南瓜，而是倭瓜，吃了倭瓜以后血糖就会产生波动。有的人在家里不吃主食，拼命吃南瓜、倭瓜，这也会引起血糖的波动。这些经验都是我们从实践中得来的。

上述病案给我们带来了如下几点启示。第一，有方向地询问病史非常重要。医生得有这种意识，在询问病史时应关注病人有无糖尿病迹象。第二，问诊一定要不厌其烦。即使病人求诊主诉明确，寻找诊断证据也千万不可拘于病人求诊主诉的范围。《十问歌》里面我最关注的，不是前边几句，因为那几项内容大家都会问到，我更关注的是后面的"九问旧病十问因，再兼服药参机变"。病人得过什么病、吃过什么药、曾患何病等，这些都很重要。第三，与病人的交流至关重要。只有医患密切合作，才有可能提高早期糖尿病的逆转率。只有病人建立起必胜疾病的信念，我们做医生的才有机会去治疗；同时，只有医生积极主动地与病人交流，病人才有可能坚持服药治疗。现在糖尿病病人对西医治疗须终身服药的概念已经根深蒂固了，一天吃三遍西药他能坚持一生，但如果让他坚持吃一年中药，90％以上的人都没这个耐心。所以说，凡是我看诊的糖尿病病人，只要是我有把握能治好的，或治好的概率很大的，我都会千方百计跟他攀成朋友，时不时就会让助理打电话问问他最近情况怎么样，常常只要一问那病人就又会来找我复诊。我这样做不是为了拉买卖，只是觉得我们作为医生，对这些需要密切配合才能更好地治疗的病人要多关心一下，这一点很重要。

四、一贯煎方证常用的加减法

我用一贯煎治疗糖尿病有如下几个常用的加减法。

比如，有的病人肝区疼痛，方子里有川楝子，我就再加上延胡索。延胡索配川楝子，叫金铃子散，对肝区的胀痛、隐痛效果都很好。如果肝区刺痛，我再加两味药：菖蒲、郁金。菖蒲、郁金相配，有疏解的作用。肝主疏泄，它们可以帮助肝脏疏泄，还可以缓解脾脏的压力。

得慢性肝病时间久的人，尤其是爱喝酒、爱吃肥甘厚味的人，肝脏疏泄功能失调，脾脏的负担加大，可能会出现肝脾肿大，这时候就加用合欢皮、白蒺藜。这一类病人，常常还伴有焦虑、失眠，合欢皮配白蒺藜既可以缩小肿大的脾脏，还有安神助眠的作用。

如果病人便秘很严重，没有便意，就可以加润玄参 30 g、熟川军 5 g。我们临床加减药物的时候，绝不是随意地根据症状去堆砌药味，而是药味加减要跟方子结合成一体，这样效果才会好。肝肾阴虚一般会阴津不足，肠道里的水液不足则发便秘，一贯煎里有麦冬、生地，麦冬、生地加上玄参就变成增液汤了，而增液汤可以增水行舟，治疗便秘，所以玄参不是随意加的。那熟川军跟玄参又有什么关系呢？生川军是通下的，熟川军是鼓舞胃肠蠕动的，我加上增液汤增水行舟，又加上熟川军使胃肠蠕动，大便自然就通畅了。

女性更年期烘热汗出，可以加用黄芩、黄连。黄芩、黄连合用是祝师的经验，二药合用专治烘热汗出，尤其适用于处于更年期的女性。

一贯煎里有沙参、麦冬，还可以加五味子，合成生脉饮。病人为什么发热？因为体内水液不足，而生脉饮有生津作用。黄芩、黄连跟生脉饮配在一起治疗烘热汗出效佳。

还有的人心烦失眠，我们就加酸枣仁汤。安眠药那么多，为什么要用酸枣仁汤呢？因为酸枣仁汤里有酸枣仁、知母，是滋阴清热的。用一贯煎时，加的药物要跟一贯煎这方子的病机相合，要不然病人服药后会不舒服。比如说朱砂虽然也有安神作用，但跟原方不搭调，就不能使用。中医讲君臣佐使，方子中得有使药，得有带路的药。

这些都是我常用的一些加减法。

五、从现代药理药效研究探讨一贯煎治疗糖尿病的机制

我的老师是研究中西医汇通的，我受老师的影响，也很注重现代药理药效研究和中医辨证施治的关系。祝师经常讲："参形气以发微。"什么意思呢？"参形气"是说观察外在的形象、气象。"微"是指现代医学或者现代科学所检查的那些微观变化。

我是在农村长大的，农民一到秋天就要把种在地里的白薯挖出来。有经验的农民一看土就知道下面的白薯有几块，每块有多大。我一开始不信，后来老农民就提示我看看那些地方有什么特征，观察多了，时间久了，我也会看了。我们当医生的也需要这样的本领，通过观察外在的形气，看到内在的东西。

前面我讲过，舌红无苔少津时要用一贯煎，而不能多用理气香燥伤阴的药。但在用一贯煎时，我有时候也会加青皮、陈皮、佛手这样的药，为什么？我来告诉大家原因。当舌头红，但有少部分白苔，就

提示体内可能有湿。这种情况下，虽然是阴虚，但还有湿，就可以加芳香化浊的药物。如果一点舌苔都没有，说明没有湿，就不能加芳香化浊的药物，加上这样的药物就会有很大的副作用。另外，同样是舌头红，颜色也可能不一样，舌红有嫩红、鲜红、老红、紫红之别，舌红的程度往往提示阴虚时间的长短，如果出现紫红舌了，方子里还可以加上活血药。

祝师经常指示吾辈："参形气以发微，合中西而共治。"如何"参形气以发微"呢？比如，当病人舌象为紫红无苔的时候，血小板的值常常是高的，血小板压积和血黏度也是高的。这时候一定要加用活血药，如丹参、葛根、桃仁、红花等。通过舌头观察血象的对应变化，这就叫"参形气以发微"。

祝师还特别指出，一贯煎有助于恢复肝功能，它对肝脏营养能量的化生、转化有补充和调节的作用。这是中医的说法。现代药理研究也显示，一贯煎方剂中多糖成分的含量确实很高。这些多糖成分里含有人体必需的氨基酸和微量元素，而这些氨基酸和微量元素可以对慢性肝病导致的微量元素缺乏进行补充，并对代谢障碍进行调节，进而促进肝脏酶解系统的恢复，而酶解系统的这些酶能够参加肝脏的很多功能活动。所以，一贯煎还有给肝脏增加营养和能量的作用，可以恢复肝功能。

现在总有人人为地把中医、西医割裂开来，其实，既然中西医能用不同的方法治好相同的病，那它们之间就必然有相同的机制存在，就必然有相同的认知存在，所以我的学术观点是应中西参同。

我们治糖尿病也不要只把眼光局限在糖尿病上，糖尿病与肝脏的生理功能是密切相关的，改善慢性肝病病情，也能够提高糖尿病的治愈概率。

另外，现代药理研究证实，一贯煎对糖尿病肾病、视网膜病变、周围神经病变等均有明显的改善作用。祝师采用中医辨证的方法，用一贯煎治疗糖尿病视网膜病变，有非常好的疗效。

大家看，中医、西医本来是不一样的，但在这个地方两者却不谋而合。两者虽然方法不同，但由于看病的方向、目标是一致的，就达到了同样的效果，这也是中国哲学所说的"天下一致而百虑，殊途而同归。"从顺义去天安门，从怀柔去天安门，从昌平去天安门，可能走一条路吗？当然不可能。但没有关系，我们最终的目标是一致的，都是天安门。医生看病也是这样，不管是中医还是西医，只要目标一致，就能够达到同样的治疗效果。我很喜欢中国的这种哲学思想。

六、"两只眼""两只手"的学术主张

我在治病时一向主张"两只眼""两只手"。"两只眼"是指中西医参合。我研究中医，又研究现代药理。前一段时间，张伯礼院士接受中央电视台采访的时候说了一段话，大意是我们中国人很幸运，可以享受中西医两套医疗保健体系。如果不充分利用两套保健体系，只纠结于两套医疗保健体系谁高谁低，那有中西医两套医疗保健体系就没什么太大意义。

为什么要用"两只眼"？在一个视野开阔的地方，在光线特别好的时候，睁开眼睛往前看，看看在你视线范围内可看到的东西。先闭左眼，用右眼看一会儿，再闭上右眼，用左眼看一会儿，最后两只眼睛都睁开再看，你所看到的东西是不一样的。如果你平时总用一只眼看东西，突然用两只眼看的时候，会有一种豁然、清晰、明亮的感觉，

会感到所看到的事物非常真切。这就是我主张看病要用"两只眼"的原因。

另外，我喜欢做这样一个比喻，医生看病，就像公安机关破案，也像危机公关。这三者有一个共同点，那就是都需要通过寻找证据来查找问题的确切原因。你想把病治好，就必须把病诊断清楚，把病诊断清楚，才可能设计出正确的治疗方案。我为什么要用"正确"这个词？我在这里说一个我的观点，"准确"加"精确"等于"正确"。我的师兄祝肇刚先生曾经说过，中医是宏观的准确，西医是微观的精确。既然这样，中医、西医两个加一起不就准确、精确都具备了吗？

其实这就是一个简单的思维方法。我喜欢找窍门，喜欢借鉴别人的长处，优势互补。这一思维的形成，源于我小学时的一个发现。那时我上小学三四年级，发现了一种镶橡皮的铅笔，一开始我单用铅笔和橡皮，橡皮就总丢，后来发现有这样的铅笔，就大为惊叹。老师说，铅笔是一个人发明的，橡皮是另一个人发明的，而把橡皮镶在铅笔上，却是第三个人的创意。我们中医看病也是这样，我们如果能把思维的"准确"和"精确"相合，看病水平就不一样了。准确和精确相合，就相当于祝师说的"参形气以发微"。

下面我再说说我的另一主张：治病要"两只手"。"一只手"是指开药方或针灸，"两只手"是指针药并用。我有这样的体会：看病的时候"两只手"伍用、互用、同用，能让医生大脑左右两个半球的智能活动发生协调联系，能够使学习、记忆传输活动显示出多维图像，形成下意识的行为指导，而针灸的过程，也会对我们开方有所启发。

大家都知道，有个穴位叫足三里，如果病人出现胃疼、胃胀等症状时，我们会通过针刺足三里治疗。足三里在膝眼下三寸，能通心腹胀，善治胃中寒。我针灸足三里有一习惯，那就是要用两只手，不能用一只手，且一定要循经取穴。在取穴的时候，如果足三里这个穴位特别松软，一摁就下去了，我必然就要看看病人的舌苔，一看舌质淡，我就开补中益气汤这个方子。这种阳性反应点的依据就是生物全息。足三里是探病性虚实的一个切入点，如果不针刺不去摸就不知道。

我们在开方子前，会问很多症状，那些症状都是病人讲的，是主观的，不是客观的，而穴位的表现是客观的。足三里穴特别松软，一摁就下去，再加上舌质淡舌体胖，这个病人多是中气不足。我为什么会想起中气不足和补中益气汤？因为中气不足就会下陷，足三里这个位置下陷就是中气下陷的重要表现，而中气下陷就需要补中益气。故穴位的表现可以增加方证合一的依据。我在针灸的基础上开方子，就起到了补充治疗的作用。针药加在一起不是各作用各的，而是功效合为一体的。

再比如太溪穴，有的人是凹陷的，有的人是隆起的。有人说，穴位隆起的人是胖子，其实不是这样的。糖尿病病人中有很多人体胖，但唯独腿脚不胖。遇到糖尿病病人，可以先看其太溪穴是隆起的还是凹陷的，太溪穴隆起多是实证，凹陷多是虚证，虚实不同，治法自然不一样。

总之，"两只眼""两只手"看病，所得到的信息是完全不一样的。这能够使学习、记忆传输活动显示出多维图像，形成下意识的行为指导。在扎针的过程当中，我通过两只手的配合，调动了我大脑的储备，形成了一种合一的思维，当然了，这只是我个人的一种直觉思维，还需寻求科学的证据。

针药同用在农村使用很方便。我过去当赤脚医生，经常半夜的时候被老街坊找去看病，药箱子里的药有限。没有药怎么办？只能针刺。针刺后，第二天病人说好多了，这时候药也有了，就可以加上药物治疗了。所以我很小的时候就学会了针药同用，这能达到 1+1>2 的疗效。每次获得这样的疗效的时候，我都很开心。虽然有的时候即使有效我也说不出个所以然，但那也没有关系，我还会不断地去探索。

我针刺用的针方以《黄帝内经》的针方为多。我认为，不管学什么都要从最基础的开始学。想学好中医，必须熟读《伤寒论》；想学好针灸，必须熟读《黄帝内经》。很多人说《黄帝内经》没有治法，里面只有 13 张药方，药方里的药还买不到，其实这是他没有读到《黄帝内经》最精要的地方，《黄帝内经》最精要处之一就是针灸处方。刚开始学写毛笔字的时候，每一笔都应该有出处，不能盲目自创，等写得差不多了，再形成自己的风格。我学针灸就是从学习《灵枢》开始的，《灵枢》有大量篇幅是在讲针灸，《素问》也有一部分内容讲的是针灸，这些内容都叫"针经"。这就是我学习针灸的方法，我所用的针方，不管是单穴还是多穴，多能在《黄帝内经》中找到出处。

这个方法是董德懋老师教我的。当时董老跟我说，中药的经方在《伤寒论》，针灸的经方在《黄帝内经》。只有中药的经方与针灸的经方两者相合，才可以通治诸病而不惑。张仲景说："虽未能尽愈诸病，庶可以见病知源。"虽然不能把所有的病列举出来，但是遇到没有见过的病，也能提出方法来，这样就可以通治诸病而不惑。通过几十年的临床，我体会到了董老对我说过的一个概念——大方脉。中国古代的大中医也叫"大方脉"。我们现在一说大方脉，就是开中药的，其实兼通针灸，才能叫大方脉。你会针灸，也会开方，但针方跟中药没任何关系，疗效中是哪个在起作用你也不知道，这也不能叫大方脉。我有这样一个信念，我要完完整整地去学古代中医的原貌。几十年临床下来，我也坚信，针药合用、两手共用的方法应是现代青年中医一定要掌握的。

大家都知道，我们成立了金方书院，书院设有弟子班。将来我一定要让我的弟子学会用"两只眼"和"两只手"的方法治病，我不会有所保留，我也特别愿意跟我的年轻徒弟们共同研究这些方法，相信我们一定能找到提高的路径。

七、一贯煎方证针灸处方分享

一贯煎有6味药，一贯煎方证的针方也是6个穴位，分别是关元、阴陵泉、曲池、足三里、太溪、三阴交。我用药喜欢用对药，针灸喜欢用对穴。

1. 关元、阴陵泉

一贯煎方证针方的六个穴位也是分组的，第一组是关元、阴陵泉。

关元这个穴位太神奇了，我太喜欢它了！我喜欢关元，就像喜欢甘草一样，我百分之八九十的方子里都有甘草，关元也是这样。关元又平和，又没有副作用。关元是任脉的穴位，是肝、脾、肾足三阴经与任脉的会穴，也是小肠的募穴。我们一定要熟悉经络，这样针灸的时候才不会盲目。王清任在《医林改错》中说："著书不明脏腑，岂不是痴人说梦？治病不明脏腑，何异于盲子夜行！"治病不懂脏腑和经络，不就和盲人走夜路一样，只能误跌误撞了吗？针灸不研究经络，不懂经络的循行，在治疗疾病的时候，就会很茫然。

关元是肝、脾、肾足三阴经与任脉的会穴，也是小肠的募穴。足三阴经主升，小肠和小肠经是表里相联的关系，小肠经是手太阳经，阳经主降。阴经化生营养能量并将之输送到人体需要的部位，这叫升。阳经是把人体不需要的东西代谢出去，增加人体推陈致新的动力，这叫降。足三阴经将生命所需的营养给予提升和储藏。大家想想，肝、脾、肾三脏有什么作用呢？肝藏血，脾统血，肾藏精，这不就是负责精气储藏、提升吗？肺所主的气、心所主的血，这些营养物质来源于哪儿？来源于肝、脾、肾所储备的能量。人体将营养化生的能量输送给小肠，小肠再对之进行吸收。关元能沟通这些脏腑和经络，链接这些生理过程，所以关元有主人体升降的双重作用。

对体质强的病人，针刺就可以沟通气血营养。对体质弱的病人，针刺就不如艾灸合适。体质弱的病人，针灸同用的效果，与单用针或单用灸都不一样。所以我在针灸的时候，有温灸、温针灸、单用针的不同，具体选用哪种得先辨证。比如背部的腧穴离脏器较近，我就很少针刺，因为针刺此处第一不安全，第二效果确实不如艾灸。我们看病既要把病治好，还要注意安全，尽量不留痕迹。治病一定得明虚实，明虚实，则可更有针对性地进行针灸，尤其对糖尿病阴虚火旺的病人，针灸同用可效果大增。

在这里我特别跟大家讲一下关元这个穴位与一味药的对应。一贯煎里的药几乎都是滋阴清热的，唯独枸杞一味是温补药。其实艾灸关元，就如一贯煎中的枸杞一样有温肾作用，如此一来，针药是不是就合成一体了？阴经主升，艾灸之热及枸杞之温就能帮助它升。善补阴者阳中求阴，善补阳者阴中求阳，我们在阴中求阳，阳气才升得起来。

阴陵泉，在《黄帝内经》上有明确的记载："疾高而内者，取之阴之陵泉。"我对穴位的讲解完全是根据《黄帝内经》进行的，《黄帝内经》的东西很纯粹、很干净、很准确，而后世很多东西是个人揣度的结果，其可重复率较《黄帝内经》低很多。

糖尿病病位在肝、脾、肾，故一定要取阴陵泉。阴陵泉是脾经的合穴，脾是后天之本，脾失健运，湿积不化，水湿停滞则气逆。若水湿停滞于关元，小腹就是凉的，女性会痛经。糖尿病病人水气不往上蒸腾而往下走，小便就会变多。

现代医学有这样的研究：为什么糖尿病病人的尿多？因为他们的尿里含有大量的糖质，糖质刺激膀胱，故小便多。这也是糖尿病这个病名的由来。三焦气逆，水气不利，尿少而频，可用阴陵泉健脾化湿利水。关元主升降，阴陵泉主通利，两穴相合，则可使血糖的代谢恢复正常。但操作过程中须仔细体会手法。

2. 关元、太溪

关元与太溪是一组对穴，这两个穴位相配有调理二便的作用，大便偏干则可以让其通顺，大便偏稀则可以让其恢复正常性状。特别强调一下，艾灸这两个穴位以治疗糖尿病腹泻，效果尤其好。

3. 足三里、曲池

足三里、曲池是一组对穴，可以调和肠胃。曲池是手阳明大肠经穴位，足三里是足阳明胃经穴位。两穴都是阳明经穴位，都可以促进胃肠通降功能。糖尿病病人经常出现餐后血糖高，这两个穴位配合好了，加上针对病机的药物，餐后血糖就可以降下来。

俗话说：若要延生，肠胃要清。就是说，人要想健康长寿，肠道就得干净，这两个穴位有增强洁净肠道的作用，让体内的废料及时排出体外。关元、足三里，可增强营养能量的吸收利用；曲池、足三里，可增强人体废料的排出。好的吸收利用，不好的排出去，身体是不是就恢复健康了？这也是和一贯煎方药的合一。

4. 太溪、三阴交

太溪和三阴交是一组对穴。太溪是肾经的原穴。学针灸的人一定要学《灵枢》的"九针十二原"，我在十二原穴上找到了很多让我开窍的东西。我的老师说，糖尿病最根本的病位就在中医说的肾。糖尿病病人的阴虚火旺，主要是指肾阴虚。太溪是肾经的原穴，是生命的本始，是先天禀赋所藏；三阴交是肝、脾、肾三条阴经的会穴。大家看，我上边取了关元这个肝、脾、肾三经的会穴，下边又取了三阴交这个肝、脾、肾三经的会穴，所以上下是贯通的。三阴交为什么叫三阴交？因为三条阴经所有浊气的东西都可以从这儿排出去。也就是说，人体的各种多余物质都可以通过三阴交这个渠道排出去。用这个穴位治疗妇科炎症、消化不良、糖尿病餐后血糖高等效果尤其好。太溪、三阴交合用使得先后天之精尽为人用，体内污浊尽数排除，可以减轻长期注射胰岛素带来的副作用。

我们先天禀赋的精华、能量、生命本源是有数量的，如果不糟践，人活到 100 岁甚至 120 岁都够用。虽然有的人先天禀赋足，有的人先天禀赋不足，但除特殊缺陷之外，即使先天禀赋不足，活到八九十岁也没问题。但是我们为什么活不到那么大岁数？因为很多先天禀赋都被我们给浪费了，没有调动出来。针灸就有调动先天禀赋的作用，通过调理，能够激发这种生命能量。关元关系先天，三阴交与足三里关系后天，先天后天功能平衡，阴虚火旺的病证自然就消了。

八、一贯煎与降糖西药合用的体会

我们在看糖尿病的时候，一定要分辨出哪些是糖尿病本病的症状，哪些是西药的副作用，这是有技巧的。比如阿卡波糖（拜唐苹）、二甲双胍等可以造成脘腹胀满、便溏，如果病人把这药停了，肚子就不胀了，大便也不溏了，这个药副作用就没有了，但正常作用也没了。

所以我们既要发挥西药的正向作用，还要消除它的副作用。我们可以用中医的方法消除这些药物的副作用。我在跟祝师学习的时候，做过两组对照试验，一组糖尿病病人只用西药治疗，另一组糖尿病病人只用中药治疗，后来发现纯中药治疗组越治症状越少，纯西药治疗组血糖、尿糖指标控制了，但并发症控制不了。比如常用胰岛素，虽然血糖能够得到控制，但会造成血瘀，最终照样不可避免心血管疾病。如果我们知晓了胰岛素的副作用，用中药去干预，它的副作用自然就减少了。另外，在观察中我还发现，长期服用降糖西药的病人常会出现肝肾功能和胃肠功能的损伤，若这些病人接受中医治疗，治疗后相关功能就可以得到恢复。

肝病跟糖尿病常常是互为因果的。我们今天讲的是肝病继发糖尿病，临床中也有糖尿病治疗过程中出现肝损伤的，对于这一类肝损伤，一贯煎也是好用的。

总之，中西药的对照观察是很重要的，我在治疗高血压、冠心病等病时，遵循的也是这个道理。

通过讲糖尿病，我给大家介绍了诊治大内科病的思维方法。听课之后，大家可举一反三，掌握治疗内科杂病的方法。

第三讲 肝源性糖尿病：柴胡桂枝干姜汤方证辨识

肝源性糖尿病的第二个方证，是柴胡桂枝干姜汤方证。

首先，我要特别讲一下我的一个观点：学习任何一张有效验方，不论是古方还是现代方，都必须要知道以下两个要素。

第一，这个方子治疗什么病和证。不能只局限于知道方证，还要明白病。现在有很多病都得到了西医的明确诊断，如果只说证不说病，容易丢失有意义的线索和证据。

第二，如何去诊断方子对应的病和证。这一点非常重要。我认为，应该通过中西合参的五诊——望、闻、问、切、查去诊断。"查"就是现代医学的理化指标。只有五诊合参，才能找到方子对应病证的证据。这些证据找准了，方子的疗效才能激活。

一、柴胡桂枝干姜汤的六个使用指征

柴胡桂枝干姜汤治疗肝源性糖尿病的方证，主要有六点，只要具备其中一点，我们就可以将之作为切入点进行诊断。当然，符合的证据点越多，对应就越准确，效果可能就越好。

我用柴胡桂枝干姜汤治疗糖尿病的经验来自刘渡舟先生。我跟他抄方学习的时候，他经常用这张方治疗糖尿病。于是，我就总结了他使用柴胡桂枝干姜汤的证候群。后来我自己应用，又发现了一些新的使用证据，这些证据都是我验证过的确实与柴胡桂枝干姜汤对应性比较强的，综合起来一共有六点。

《伤寒论》第147条是这样描述柴胡桂枝干姜汤方证的："伤寒五六日，已发汗而复下之，胸胁满，微结，小便不利，渴而不呕，但头汗出，往来寒热，心烦者，此为未解也，柴胡桂枝干姜汤主之。"

我在临床上治疗糖尿病的时候特别重视汗与二便的变化。

柴胡桂枝干姜汤的第一个方证要点就是爱出汗，而且汗偏于上半身，但不见得局限于头。

第二个方证要点是大便偏溏。如果大便特别干，可能就用大柴胡汤了；如果大便干不太明显，或是干稀交替出现，就倾向于用小柴胡汤。

第三个方证要点是口渴。口渴是糖尿病最常见的症状之一。本方证口渴的特点是口渴与腹泻成正比，喝了水未经利用，就走大便排出了，舌象往往为舌质淡、苔白、舌尖边有可能是红的（最少舌尖是红的）。另外，一些降糖的西药比如二甲双胍、阿卡波糖，有致便溏的副作用。出现这种情况，柴胡桂枝干姜汤也好用。

第四个方证要点是小便不利，尿频量少。一般来说，病人头汗越多，大便越稀，小便就越不利，这是成正比的。但也有的人头汗不多，或者大便稀得也不厉害，还没有夺走正常该走小便的水液，就不会出现小便不利。用柴胡桂枝干姜汤治疗糖尿病，有一个特别有意思的现象，那就是原本大便稀的人有时候吃了柴胡桂枝干姜汤，大便更稀了。是不是方药用错了？其实不是的，这些病人体内原本是有浊水内停的，用了柴胡桂枝干姜汤后浊水往下走，所以大便就更稀了，这是清泻体内浊水的过程。大便量增加的同时，往往上半身的汗会减少。随着浊水下泻，体内水液的清浊逐渐分开，之后大便自然就成形了。大便成形了，小便也会随之通利。以上这些都是我的临床体会。

第五个方证要点是胸胁两侧可以摸到条索状物质，即《伤寒论》原文说的"胸胁满，微结"。我认为，"胸胁满，微结"的原因是体内有浊水停留，"胸胁满，微结"的表现是在胸胁两侧有条索状物质，可以用手摸到。胸胁结住了，不通了，造成该往下降的东西降不下去。如果用柴胡桂枝干姜汤治疗，即可大便成形，小便通利，再查看，两胁板结和条索状东西也消失了。大家老说中医看病是看不见、摸不到的，其实是可以摸得到的，而且也能体会得出来。

有的糖尿病病人没有任何糖尿病典型症状，比如多食易饥、小便频数等，这时候我就会去摸一下病人的肚子和两胁，看有没有硬结。有时候没有硬结，但摸起来有小的条索状结节，很微弱，一按就消失了，这就是"微结"。小柴胡汤证和大柴胡汤证是整个肚子都板硬，而柴胡桂枝干姜汤证主要是小肚子部位（大多偏于两侧）有微结的现象。而且，凡是触诊有"微结"现象的人，都会出现烦躁症状，因为肝胆气机结住了。

经过我在临床的反复观察体会，柴胡桂枝干姜汤里有 4 味药是固定不能动的，那就是柴胡、黄芩、天花粉、牡蛎。这 4 味药是柴胡桂枝干姜汤中治疗"胸胁满，微结"的要药，只要减掉一个，疗效就会打折扣。

第六个方证要点是一个出现概率比较高的特征：病人有慢性肝病和迁延性肝炎的病史。有这些病史，说明病人有患肝源性糖尿病的可能，所以要先问清楚这个问题，然后再分辨是一贯煎方证还是柴胡桂枝干姜汤方证。

另外，刘渡舟先生在临床中还发现，柴胡桂枝干姜汤方证还有两个特点：一个是两胁痛胀，牵引后背；另一个是手麻。出现这两个症状时，不用再加药，因为它们也是柴胡桂枝干姜汤的适应证。

总之，我们在临床应用柴胡桂枝干姜汤的时候，最好以《伤寒论》原文所载证候作为主证切入诊断。在治疗糖尿病时，如果没有这些典型证候也可以用柴胡桂枝干姜汤，但是如果有《伤寒论》147条里说的"胸胁满，微结，小便不利，渴而不呕，但头汗出，往来寒热，心烦"等症状，用起来就更准确。

我们现在常说，用经方的最高境界是抓主证，所谓"主证"主要指《伤寒杂病论》原文提到的证候群。但是在如今的临床中，如果只拘于《伤寒论》原方的主证，那方子的治疗范围一下就变窄了。现在很多新的病因、病机、病症的出现，丰富了张仲景经方原始的辨证依据。柴胡桂枝干姜汤原书的方证是过于汗下造成的，现代医学诊断出来的很多病，比如慢性肝病、糖尿病、妇科囊肿、癌症等，虽然没有过于汗下的病史，但符合柴胡桂枝干姜汤方证表现，也是可以用这个方子的。这些症状是继发性症状，也和过汗过下一样会造成气津的不足。我将此称为"异因同果"，认为其是中医异病同治法则的一种扩展。这样一来，柴胡桂枝干姜汤古方今用的范围一下子就广泛了。所以要想通读经典，必须要明其意，不可拘于文字的束缚。

其实我常用柴胡剂治疗糖尿病。不只是柴胡桂枝干姜汤，像小柴胡汤、大柴胡汤，我也喜欢用。柴胡桂枝干姜汤、大柴胡汤都是由小柴胡汤演变出来的，因此，临床使用时要精准鉴别，熟知每个方的方证要点。

二、柴胡桂枝干姜汤治疗糖尿病案例分享

这是一个我二十多年前的案例。富先生，37 岁，体检时发现糖尿病。他喜欢中医，经常看祝师的书，知道祝师是研究糖尿病的专家，因为祝师那天开会停诊，他就来找我看了。他没有吃过西药，因为他认为吃上西药就停不了了，吃中药还是有机会停药的。他还经常买保健品，但吃保健品的效果并不太好。

他 3 个月前体检时空腹血糖 11 mmol/L，餐后血糖 10~15 mmol/L。因为自学中医，所以他很会当病人，一来看诊他就告诉我，他 12 岁得过慢性肝炎，但没有明显症状，现在还是小三阳。我对此很敏感，追问他有什么不舒服，他说吃饭的时候脑袋容易出汗，尤其喝汤和粥类时，汗出得就跟洗澡似的。

大家是不是觉得脑袋出汗特别多，就会出现小便偏黄偏少、口渴想喝凉品这些症状？柴胡桂枝干姜汤方证与此是矛盾的。柴胡桂枝干姜汤证，其病机是肝胆有热、中焦有寒，病人常常是上热下寒，上面有热就想喝凉的，下边偏寒，大便偏稀，吃完凉的就腹泻。我问这个病人吃完凉的是否舒服，他说不舒服，吃凉的就拉肚子，而喝点姜水，肚子暖和一些，大便就不稀了。尽管不吃凉的，他还是常年大便黏滞不爽。

同时，他还有手麻症状，触诊时我按他两胁，两胁条索结节应手很明显，细问之，他说平时也有两胁疼痛，牵引到腰，伴有腰痛。我

问病人问题的时候，他有点烦躁，这也是一个"结"的表现。凡是有微结现象的人，病人一般有明显的烦躁。

他在一周前检测相关指标，空腹血糖 13.5 mmol/L，尿糖（++），尿酸 510 μmol/L，糖化血红蛋白 8.5%。

这些症状都符合我刚才讲的方证特点，于是我就采用柴胡桂枝干姜汤为之治疗了。处方如下：柴胡 15g，黄芩 10g，干姜 10g，生晒参 6g，天花粉 15g，生牡蛎 30g，桂枝 10g，乌梅 10g，黄连 5g，五味子 6g，白术 10g，生甘草 6g，葛根 10g，麦冬 10g。15 剂。同时针药并用，在以下穴位施温针灸：关元、阴陵泉、曲池、足三里、太溪、三阴交、膈俞、三焦俞、肾俞、内关、地机。理论上针灸隔天操作效果最好，但病人还要上班，所以一周来针灸两次。治疗两个月后，病人的临床症状基本消失了，情绪也平复了。

在临床上，有的糖尿病病人只有指标异常而没有临床症状，有的人既有临床症状也有指标异常。在治疗的过程中症状和指标有对应关系，临床症状改善，化验指标必然下降。这个病人的临床症状消失了，我们就要观察指标了。

他的空腹血糖下降了，为 6.0~7.5 mmol/L；尿酸也正常了，下降到了 390 μmol/L；糖化血红蛋白为 6.3%。在这里我分享一个治疗尿酸高的经验：尿酸和出汗关系特别密切。这个病人脑袋出汗减少了，尿酸就下降了，这个对应规律是很准确的。

这个病人原来就喜欢中医，这下子对中医的兴趣更加浓厚了。待他血糖稳定以后，我按照老师的经验，继续给他配水丸治疗。一般来说，治疗糖尿病不要用蜜丸，用水丸、糊丸效果较好。用山药粉做的糊丸是最佳的，但是现在加工糊丸的地方越来越少了，所以我们一般就配水丸。总之，不用蜜丸。其实，如果是纯蜂蜜做的蜜丸也可以，但是现在的蜂蜜中往往被加入大量的糖，因此不能用以做丸药。

因为治疗效果特别好，这个病人就没有再找我的老师了。那时候老师社会工作很忙，门诊不能连续，找我看病时间上有保证，所以这个病人每次都跟我交流很长时间，现在我们已经变成非常好的朋友了。他的自律性特别强，特别听我的话。过去说"医生嘴里出圣旨"，是神圣的"圣"。现在医生嘴里也出"剩旨"，不过是剩下的"剩"，医患沟通交流少，疗效就容易打折扣。所以，医患之间的密切配合很重要。

下面我再给大家讲一下我开具这个处方的思维过程。

我是怎么快速把方子定在柴胡桂枝干姜汤上的呢？听闻病人 12 岁就得乙肝了，我首先考虑到了我常用的两个方：柴胡桂枝干姜汤和一贯煎。我先从病史切入，然后去触诊，发现病人胸胁满、微结，接着问出了大便溏、口渴、出汗多的情况，就确定了应该用柴胡桂枝干姜汤。有人说这方子也不只是柴胡桂枝干姜汤呀，还加了人参、乌梅、黄连、麦冬、五味子、白术、葛根，为什么要加这些药？

病人有 25 年的乙肝病史，并且也不是近几个月发现糖尿病后才出汗，而是长期汗多、大便偏稀。这些都会造成津液的慢性损耗，时间长了，就会伤人的元气。而人参可以大补元气、止渴生津。而且，人参有增强主方功效的作用，可以增强、鼓舞主方的药力。但加用人参的前提是一定要具备人参的适应证。用党参可不可以？当然也可以，但和人参比较起来，它的效果要差一些。

这个病人出汗日久，大便还稀，血液里的水分自然就少。在诊脉的时候，能感觉到他的脉是不足的。所以我就加了麦冬和五味子，配上人参，就是生脉饮。生脉饮有补充血容量的作用，汗为心之液，出汗过多，必然造成心血不足。加上生脉饮，津液足了，自然就不口渴了，出汗自然也就停止了。生脉饮是治疗汗出非常好的一张方子。

为什么要加黄芩、黄连呢？用生脉饮加黄芩、黄连来治疗汗出，是祝师的经验，它的对应症状是烘热汗出。这个病人吃饭的时候脑袋流汗，所以我就加上了黄芩、黄连。

紧接着，我就想到了既能跟黄芩、黄连结成一体，还能治疗大便稀溏的一个药：葛根。葛根芩连汤治疗大便稀很有效，尤其是治疗湿热型糖尿病的腹泻，效果很好。葛根芩连汤也可以治疗汗出过多。它与柴胡桂枝干姜汤合用，就不是单纯治疗湿热了，而是与柴胡桂枝干姜汤一起治疗上热下寒。

为什么要加乌梅？因为我药方中有天花粉。乌梅跟天花粉相配，出自古方梅花取香汤。乌梅配天花粉也是祝师治疗糖尿病特别得意的一个对药，这两个药可以增强全方降血糖的效果。我们医生加减药方，尤其是加药的时候，一定要考虑到与原方的衔接点。就好比一个人要到另一个人家去，得找个熟人帮忙做个引荐，这样就不至于引发不快，反映在用药中，就是不容易出现副作用。

我还加了白术，配上原方里的甘草、干姜，和刚才讲的人参，理中汤就出来了。20多年的脾寒，只用柴胡桂枝干姜汤显然力量有点单薄，加上理中汤可以加强温补脾阳的力量。

三、柴胡桂枝干姜汤对药解析

柴胡桂枝干姜汤是从小柴胡汤演变出来的，是小柴胡汤去掉了人参、大枣、生姜，加了干姜、桂枝、牡蛎、天花粉。

我受施门学术思想传承的影响，在理解古方的时候，喜欢找带有规律性配伍的对药。我今天从对药的角度来跟大家解释一下这个方的方义。

1. 柴胡、黄芩

柴胡、黄芩作为对药，有以下几方面的作用。

第一，解热退热。该对药用得好的话，确实可以达到覆杯而愈的效果，喝一次药，热就能退下来，有时候和静脉用药比见效也不慢。

用柴胡、黄芩治疗发热，具体来说有以下四种情况。①治疗往来寒热。"往来寒热"，强调的是交替，发热和怕冷交替出现，而且中间有停歇。如果发热和怕冷同时出现，是麻黄汤证、桂枝汤证。②退潮热。潮热是指发热有一定的时间规律，比如每天一到上午八点就发热，或者在特定的时间内热势更甚，像潮水一样来去有时。③治疗全身广泛性发热。④治疗继发性发热。什么叫继发性发热？继发性发热是指由其他疾病引起的发热，或者某种发热疾病愈后病情又见反复，多见于重感。

大家看，基本上所有的发热，柴胡、黄芩都可以治。

第二，治疗口苦。柴胡、黄芩主要用于与口干并见的口苦。如果只有口苦没有口干，用柴胡、黄芩疗效也不一定好，比如脾虚土壅木郁出现的口苦。

第三，解郁。对于焦虑、抑郁的人，柴胡、黄芩非常好用。如果出现两胁胀痛，还可以再加石菖蒲、郁金。

第四，调升降。中医讲，左升右降，肝升于左，肺降于右。柴胡、黄芩就是左升右降的对药。肝升于左，柴胡升清阳；肺降于右，黄芩清肺热，走于大肠。

2. 桂枝、干姜

桂枝、干姜作为对药，在本方中起到温运脾阳、鼓舞津液气化的作用，同时配伍天花粉生津布津。脾脏把水湿污浊的东西运出去了，津液是不是就升起来了？

3. 天花粉、牡蛎

在《伤寒论》第 96 条小柴胡汤的加减法里提到，病人有胁下痞硬的症状，要加上牡蛎，这是张仲景的用法。我在临床应用时发现，加用天花粉配牡蛎后，方子的散结作用确实增强了。结滞散开了，病人的口渴就改善了，三焦的津液生化就恢复正常了。而且牡蛎的收敛、潜镇作用可以让头部出汗减少。出汗少了，丢失的津液就少了。丢失的津液少了，又有干姜、桂枝的鼓舞，把脾湿排泄出去，津液就能升起来了。

另外，不管是什么原因引起的口渴，都可以用天花粉治疗。天花粉是瓜蒌的根。以前我家种过瓜蒌，它的根能够往下扎很深，即使土质特别硬，它的根也能往下延伸两三米，而且生长的时间越久，根扎得越深。中医的基础思维之一就是取类比象，根那么深，还能把水分送到藤架上的枝叶上去，可见瓜蒌是一个多好的输送津液的药。

天花粉配牡蛎也是我治疗糖尿病的一个专用对药，不仅在柴胡桂枝干姜汤证里用，在其他证型里也会加用。

4. 桂枝、甘草

这组对药可以治疗什么？桂枝、甘草合用，即桂枝甘草汤。出汗多了，心阴不足，肯定就会出现心悸、胸闷、气短等症状，可用桂枝甘草汤治疗。很多病人经常心慌、心悸得受不了，双手自冒心，这就是桂枝甘草汤证。

柴胡桂枝干姜汤证类型的糖尿病病人，如果合并心脏病，加用桂枝、甘草这组对药就显得尤其的重要。不要一见到冠心病、心脏支架，就考虑丹参、葛根、速效救心丸这些药，柴胡桂枝干姜汤本身就对心脏病有治疗作用。

治疗糖尿病时，即使病人没有被诊断为冠心病，但只要其有胸闷、心慌、气短等症状，就可以用桂枝甘草汤。如果心率快，可以加生龙牡（生龙骨、生牡蛎）或煅龙牡（煅龙骨、煅牡蛎）。我的师兄祝肇刚先生有个经验，如果病人大便偏溏、汗多，最好用煅龙牡。我在临床中发现师兄的经验确实非常有效。

在临床中，我除了用柴胡桂枝干姜汤治疗肝源性糖尿病，还常常用其治疗妇科疾病，尤其是炎症、囊肿类的疾病。有些人很容易长囊肿，我管这类人的体质叫囊肿性体质。对于囊肿性体质的病人，只要其有柴胡桂枝干姜汤适应证，就可以用柴胡桂枝汤干姜汤加减治疗。柴胡桂枝干姜汤治疗囊肿性的乳腺增生效果特别好。

我用柴胡桂枝干姜汤治疗女性宫颈病变时，还常加两组对药：土茯苓、威灵仙，蒲公英、苦参，这两组药对女性的宫颈炎症、黄带和白带多的疗效非常好。

四、柴胡桂枝干姜汤治疗糖尿病的现代药理研究

我临床看病的时候，经常遇到这样的情况：病人往那儿一坐，说了三分钟，一个症状没说，背了一堆病名，就拿糖尿病来说，他会说"我今天来找你是看糖尿病的，我原来有乙肝，我现在转氨酶多少，我现在血糖多少，我现在血压多少，甘油三酯多少……"总之，基本没说症状。我们中医要辨证，光有这些信息是开不出方子的，但如果我

们同时研究现代药理药效，病人说这些指标时，我们是有方法切入诊断的。

对于柴胡桂枝干姜汤这个方子的现代药理研究，我重点讲关于治疗糖尿病的方面。依然讲上述的4组对药：柴胡、黄芩，干姜、桂枝，天花粉、牡蛎，桂枝、甘草。看看现代药理研究与中医理论有没有对应的地方。

为什么要这样做？首先，这是因为我喜欢从对药角度去分析古方以及自己拟的方子，这是受施今墨和祝谌予两位老师的影响，因为他们都善用对药。其次，这是因为我受了现代药理学研究的拆分法的启示。药理学研究经常把方子拆分，比方说将桂枝甘草汤中的桂枝与甘草拆开，分别研究它们各自有什么样的作用。这种拆分法和中医对对药的研究有出奇的一致性。

1. 柴胡、黄芩的现代药理研究

（1）柴胡的现代药理研究

现代药理研究发现，柴胡有镇静和延长睡眠时间的作用。很多安神的方子里都有柴胡这个药，比如柴胡加龙骨牡蛎汤、逍遥散等。

镇静、延长睡眠时间与中医治疗糖尿病有什么关系？糖尿病病人经常失眠，而且血糖代谢异常，这些症状与中医肝脏的关系很密切，涉及多种肝脏功能，比如肝主疏泄、肝主藏血、肝主血液的储存与交换等，而柴胡就是一个入肝经的药。

柴胡有解热镇痛的作用，用治发热效果很好，中医认为它有推陈致新的作用，现代医学认为它有解热镇痛的作用。病人热退了，身痛也就减轻了，炎症也就改善了，这些现象就很有意思。有些医生一说要消炎，就想到金银花、连翘、板蓝根、大青叶、蒲公英等，其实柴胡也有很好的消炎作用。消炎作用和糖尿病有什么关系呢？根据现代医学报道，很多糖尿病病人有慢性感染，慢性胰腺炎病人的血糖也容易升高。另外，柴胡还有抗过敏的作用，我们在临床中发现，很多糖尿病病人皮肤不好，他们皮肤不好常常是因为有内热，而柴胡对此类热有很好的退热作用。

柴胡还有抗病毒的作用。可能在西医的认识里，抗菌药、抑菌药和抗病毒药不能混为一谈。但有些中药的作用就是多维的，它既可以抗病毒，也可以抗炎。柴胡就是一味这样的药。它不仅有驱邪的作用，还有扶正的作用，可以增强免疫功能。而从中医角度讲，邪去正就安。我的中西医思维就是这样浑融的。

柴胡还可以降低甘油三酯和胆固醇。甘油三酯和胆固醇统称血脂。在临床，糖脂常常是互相转化的，高血脂、高血糖、高血压往往有相通的病因。糖尿病病人血脂高的时候，我们用柴胡降血脂，往往可以间接地改善血糖。治疗高脂血症时，降脂和降糖往往有异曲同工的作用，通过柴胡清热解毒、护肝利胆时，血糖的指标也会得到改善。

关于柴胡的用量，我有时候会用到 15 g、20 g。根据是什么？根据舌尖边红的连贯性。如果只有舌尖红，舌边不太红，柴胡的用量就不宜太大；如果舌边和舌尖都红，说明肝胆有热，柴胡的用量就可以大一些。适合用柴胡的内热的病人有一个特点，那就是喜凉恶热。如果到了秋冬，天很冷了，病人明明穿得很单薄，但还觉得热，就适合用柴胡。柴胡的解热作用并不只体现在治疗体温升高，病人自己觉得怕热，也可以用柴胡治疗。

另外，还有研究显示，柴胡可以诱导干扰素的产生，提高人体的免疫功能。我们说柴胡有升的作用，提高人体的免疫功能，不也是升吗？

你看，中医和西医，在语言的概念上、病理的机制上是有一致性的。

（2）黄芩的现代药理研究

黄芩有升高高密度脂蛋白的作用，在一定的剂量范围内，能降低糖尿病小鼠的血糖。你看多有意思，黄芩对有益的指标有升高作用，对不利的指标有降低作用，使对身体不利的东西随热而去，从肠道排泄出去。一般都说黄芩是清肺热的，我认为这么说有点委屈黄芩了，减小了黄芩的使用范围。黄芩确实有清肺热的作用，但它也有清肠道热的作用，在我们中医的概念里，这是很容易理解的，因为肺与大肠相表里。像葛根芩连汤、黄芩汤等治疗肠道热证的方子，都有黄芩这个药。

黄芩还可以提高氧化酶的活力，对糖尿病有显著的治疗作用。

柴胡和黄芩这两味药相配使用，就会产生一个有意思的现象，那就是有益的指标会升高，不利的指标会降低。这跟我们中医的升降理论是不是就合拍了？

所以我个人理解，柴胡、黄芩这两个药合用就是对"肝升于左，肺降于右"这句话最好的例证。对于"三高"（高血脂、高血糖、高血压）的病人，柴胡、黄芩这两个药是可以选用的，但一定要符合中医的"证"才行。

2. 桂枝、干姜的现代药理研究

（1）桂枝的现代药理研究

桂枝有抑制中枢神经系统、解热、抗炎、免疫抑制等作用。柴胡有相同的作用，但桂枝不能和柴胡等同，因为用桂枝的依据和用柴胡的依据不同。但是桂枝可以增强柴胡、黄芩解热抗炎的效果。

桂枝有显著的抗凝血作用，其抗凝血作用针对的是中医的血瘀证。

桂枝抗凝血的机制是温通活血。

我们经常说活血化瘀，其实活血是一个大的概念，有理气活血、滋阴活血、温通活血的不同。血瘀的成因不是单一的，不能用一个活血化瘀治所有的血瘀病。施今墨先生曾经治疗过一个女性病人，她的月经已经好几个月都没来了，也确实有气滞血瘀的体征，如皮肤是干的、肌肤甲错、脉弦硬、胸闷气短等。很多医生用大剂量的活血药给病人治疗，最后通、破、攻、补诸法，各种活血药全都用上了，病人月经还是没来。结果施老一看，认为这个病人确实有血瘀，用药也没错，但是方子不够灵动，忽略了血瘀与气的关系，气为血帅，气行则血行，气滞则血瘀，那一大堆的药里，全是血分药，如桃仁、红花、当归、赤芍、川芎、三棱、莪术等，没有气分药。于是施老就把那些破血的药、消耗的药去掉了，加上了香附、乌药、佛手这些理气的药，没过多久，这个病人月经就来了。

我们千万不要见血瘀就只知道活血，但也不要认为血瘀只和气血有关。血瘀和很多因素有关，和寒也有关，桂枝所解决的血瘀就是寒凝经脉造成的。有的同道就会说了，人家都做药理研究了，说桂枝有抗凝血作用，见到血瘀我就用桂枝，难道不可以？见到血瘀就用桂枝可能有一定效果，但如果单用一个广义的抗凝血来解释桂枝的活血作用，可能就降低了桂枝抗凝血的精确性，必须具备寒象，身体有因寒不通的地方，桂枝的抗凝血作用才能更好地发挥出来。

桂枝还能够促进胃液和汗液的分泌。胃液和汗液，都是液体，为什么会跟桂枝这么个温燥药相关？因为桂枝具有鼓舞液体分泌的作用。

所以说，我们在研究的时候，必须要从中西医两条思维路径去理解方药，因为我们是中医，我们不是现代药理药效的研究者，所以我们一定要做一个概念转化，形成一个熟悉的、能够让我们自己加深理解的思维路径，这样，通过思考我们就能明白，有寒的血瘀就用桂枝，气滞的血瘀就加香附、乌药等理气药。

西医的药理药效研究，一旦读进去了，就很有意思。比如药理药效研究认为桂枝有促进汗腺分泌的作用，还有扩张血管的作用。中医认为桂枝有发汗作用，发汗时汗腺分泌增不增加？血管扩不扩张？这样理解，是不是对桂枝作用的认识就更深了一些？

如果病人有血瘀征象，血管有斑块，血管弹性也降低了，可不可以用桂枝？一定可以。我认为，桂枝有增加血管弹性的作用。

（2）干姜的现代药理研究

干姜有镇痛、消炎、抗变态反应和抗栓、抗凝血的作用。

正常生理的气血循环受阻的时候，不一定非要用血分药，用温药也很好，比如用干姜。干姜的作用脏腑在脾胃。脾胃温暖了，汗腺的分泌就增强了，很多东西就可以代谢出来了。干姜跟桂枝相配，能促进消化液的分泌，我在临床屡用屡效。这两个药合用，可以增强气血循环和水液代谢。

祝师在临床发现，糖尿病病人常常出现血瘀征象。桂枝、干姜对哪一类人群的血瘀证治疗效果最好？答案是长期使用胰岛素的人。长期使用胰岛素容易造成血瘀，容易使人发胖，发胖的原因是湿重、寒重。桂枝、干姜有温煦、散寒、祛湿的作用，我们用这两个药治疗血瘀的前提就是病人病性偏寒。

我的临床体会是，治疗糖尿病的时候，桂枝、干姜可以降低胰岛素的使用量。病人原来怕冷而现在不怕冷了，原来脸色黄暗而现在面色粉红有容光了，就可以减少胰岛素的用量了。但是胰岛素用量一定不能减得太快。比如病人原来胰岛素用量为每天 30 IU，治疗一段时间后血糖下降了，你就把病人的胰岛素用量减到每天 28 IU，再减到每天 26 IU，减到每天 24 IU……一定要缓减。

柴胡桂枝干姜汤证还有一个典型的症状，那就是大便偏稀或者大便黏滞，总之大便不成形。中医认为，大便的不成形常常与小肠有关，桂枝、干姜这两个药是温热的药，对小肠经由寒导致的大便不成形效果非常好，它的温通之性能够促进小肠的重吸收作用。糖尿病病人不能正常利用血糖，大便黏滞不爽，桂枝、干姜作用于小肠，可以让小肠增加对血糖的重吸收，从而能够正常利用血糖。

3. 天花粉、牡蛎的现代药理研究

（1）天花粉的现代药理研究

天花粉是治渴的通用药，不管什么原因导致的渴，都可以用天花粉治疗。渴是由不同的原因造成的，天花粉与针对这些原因的药组合，就能够治疗所有的渴病。比如说，与补气的人参同用，可治疗气津不足的口渴。怎么知道病人是气津不足？病人脉没劲儿，感觉倦怠，心率也慢。天花粉和人参相配，可以治疗气津不足的虚渴；与凉润药生地、石膏同用，可以治火热导致的燥渴；与气分药沙参、佛手同用，可以治疗郁渴（气郁不舒，人也会渴，但这时用人参是没用的）；与血分药葛根、生地同用，可以清热生津，治烦渴。所以在我眼里，天花粉是一味高效的中药，用上就有效，但一定得用对了。

现代药理研究表明，天花粉中的丙酮沉淀粗提物可以抑制脂肪的分解，其中含有胰岛素活性成分。

（2）牡蛎的现代药理研究

牡蛎中的活性肽有促进胰岛组织细胞修复和恢复胰岛素分泌的功

能。为什么会出现胰岛素分泌不足？因为胰岛细胞受损了。牡蛎有修复胰岛细胞的作用，有提升胰岛素分泌的作用。

还有研究显示，天花粉与牡蛎这两个药同用，可以让胰岛素活性成分增加，活力增加，对胰岛的损伤有保护作用，可降低血液中的废糖。

说到这儿，我想讲一个概念。现在，提起糖尿病的治疗，大家都在讲降血糖，但我认为治疗血糖不完全是靠降，更多的是靠调。为什么这么讲？明明血液中糖含量偏高，为什么人还消瘦？为什么还乏力？为什么需要糖的那些脏腑的功能还减弱？因为血液中的糖虽然多，但其中废糖多，可利用的糖少。在这个时候，如何提高可利用的糖的占比，排泄那些没用的、有杂质的废糖就显得很有必要。在这方面，中药就有它的优势，当然西药胰岛素也有优势。我认为中西医确实是可以互补的。天花粉、牡蛎这两个药合用，确实可以改善人体对血糖的调节作用，但在有疗效的基础上，还得进一步丰富临床数据，我和一些年轻的同道们现在就在收集这些数据。

4. 全方组合的现代药理研究

糖尿病一般有两种情况：一种是胰岛素抵抗，一种是胰岛素分泌不足。柴胡桂枝干姜汤既有消除胰岛素抵抗的作用，又有增加胰岛素分泌的作用。

我个人体会，柴胡桂枝干姜汤的核心药有 4 味，即柴胡、黄芩、天花粉、牡蛎，这是从中医角度解释的。我也希望研究现代药理的同道们，将来对这方面加以关注，如果研究结论和我这个观点一致，我们临床运用柴胡桂枝干姜汤的方向就更明确了。

桂枝、干姜、甘草，也有促进胰岛素分泌的作用，它们从另外一个角度与上述 4 味药起到相辅相成的作用。我的临床体会是，在治疗糖尿病时，使用桂枝与干姜、甘草3味药要以大便为关注点，只要大便是稀的、不成形的、黏滞不爽的，桂枝、干姜、甘草就能起作用。

可能有人会问，如果病人大便干，就不能用柴胡桂枝干姜汤了吗？不是的。如果病人还有柴胡桂枝干姜汤证的其他指征，即使大便干也可以用。可以根据病人的具体症状，把桂枝、干姜去掉或减量。比如病人如果没有寒象，我会减少桂枝和干姜的用量，同时增加两味药：苍术、生地。

苍术配玄参是施今墨老先生研究出来的降糖对药，我在临床中发现苍术配生地降糖效果也非常好，尤其是对大便偏干的糖尿病病人。苍术有敛脾精的作用，这是施老读宋代杨士瀛先生的著作时发现的。敛脾精，敛是收敛，而脾的精华是糖分，所以，苍术可以调节血中糖分。苍术太燥，故施老就配以玄参。后来我在查阅药理药效研究资料的时候，发现有人拆分了苍术、玄参，用苍术配生地，降糖作用特别好，于是我就把它们组成一组对药在临床中使用，发现苍术配生地治疗大便干的糖尿病病人效果非常好。

讲到这里，柴胡桂枝干姜汤的药理研究已经很清楚了。从中、西医两条途径去解释柴胡桂枝干姜汤治疗糖尿病的机制，可以加深我们对这个方子的理解。那么我们在临床应用它的时候就要找两个方面的依据，一方面是中医的"证"，也就是外在的临床表现，另外一方面是现代医学的检查指标，我们要找到这两个方面的对应性规律。

五、与柴胡桂枝干姜汤方证相对应的糖尿病针方析讲

在用针灸治疗糖尿病的过程中，每一个方证所配的针灸处方都是

不一样的。有人说针灸与用方药的辨证方法不一样，这一点是事实。但我在临床发现，它们有内外沟通呼应之美，药所达不到的效果，针能够对接补充，所以一定得去研究经络理论。

对于柴胡桂枝干姜汤的糖尿病方证，应该怎样配针灸处方呢？柴胡桂枝干姜汤证的经络病位是胆经与三焦经，病证是胆热脾寒，那针灸处方也应该从这方面入手。这都是我在近40年的临床中摸索出来的。一开始的时候，我也是针灸和中药各用各的，针灸是为了降糖，后来我发现不能这样去考虑，必须要找到现代疾病诊断与中医传统诊断的对应关系，从整体考虑，针对核心病机，针药并用。

于是我总结了以下5组治疗柴胡桂枝干姜汤证的对穴。

1. 京门、三焦俞

日本医家泽田健先生说人体有36个门穴，为什么叫"门"，是有科学根据的。我今天就给大家讲一个门穴，叫京门。京门的"京"在这是发源地的意思。京门是胆经的穴位，同时又是肾的募穴，足少阳胆经和手少阳三焦经相通，京门能够将足少阳胆经和手少阳三焦经的功能形成链接，这是针灸的长处，是中药所不易达到的。

胆经跟三焦经怎么贯通？针刺京门就可以。京门能够沟通肝胆和三焦，京门还是肾的募穴，是下焦肾间动气的出入之处。肾间动气是人的元气，也就是说，京门是十二经的根源，京门有主导十二经根源的作用。

祝师说过，糖尿病的最根本病位就在肾，所以针灸治疗糖尿病时最先要思考的就是要选用跟肾经相关的穴位。因此治疗柴胡桂枝干姜汤证的糖尿病，京门是一定要选的。京门既能跟肾间动气相通，还能够帮助恢复肾脏的泌尿功能。糖尿病病人经常出现小便频多、小便不利等症状，京门有充盛下焦的作用。京门跟柴胡桂枝干姜汤有什么关系呢？柴胡桂枝干姜汤证典型的症状是头汗多、小便不利。京门这个门出问题了，不通畅，就会小便不利，然后脑袋出汗增多，而不是因为出汗多，尿才少。往下走不通畅，浮热必然被逼往上，于是出现脑袋汗多，这机制很清楚。

所以我们用京门的疏通、疏利作用，使浊阴废水走于小便。究其理，京门就是水液根源的出入门户，所以叫京门。

水液代谢全赖三焦的汇通。汗都往上走，不走小便，是因为水液往下走的道路不通了，而我们得把这道路打通了。道路是什么？道路是三焦，所以我在这里要配上三焦俞，如果不通开三焦俞，水也流不出来。

三焦俞可以治头汗多。之所以能治，是因为它把水液往下走的道路给打通了，然后通过京门把小便排出去了。三焦俞不补肾壮阳，而是以通为补。

这组对穴，是我治疗柴胡桂枝干姜汤方证的糖尿病的专病专方，见着柴胡桂枝干姜汤证，我必用这组对穴，所以我把它们放在最前面，定为"君穴"。

凡是阳性的、炎性的、红肿的病，用这组对穴治疗效果都特别好。比方说治疗痤疮，还有糖尿病病人的疖肿，我都会用这组对穴。阳性的、肿热的病，三焦俞配上丘墟效果会更好，丘墟被称为"消炎药库"，针刺以后，效果甚佳。此外，三焦俞配支沟专门治腮腺炎。这都是我的个人经验，也一并介绍给大家。

2. 关元、太溪

我在治病的时候，尤其在治五脏病的时候，特别喜欢取原穴，人体有 12 个原穴，原穴是最基础的穴位。太溪是肾经的原穴，大家一定要熟记，因为它特别重要。

所谓原穴，是指人体脏腑、气血、经络连通出入的关口，人体脏腑经络的连接处。我刚才讲京门的时候讲了，原穴是源头。如果是虚证，只有把原穴打开，营养能量才能补充进去。如果是实证，也只有把原穴打通，才能排除体内的毒素。这就是原穴的作用。有人会虚不受补，补不进去的时候就应该疏通一下原穴。

《伤寒论》中有这么一个条文，本来是桂枝汤证，用了桂枝汤以后不仅烦不解，还更烦躁了，这时候要针刺风池、风府，这说明什么？说明张仲景对中医经络高度重视。"脏腑经络，玄冥幽微"，经络是非常讲究的，针灸是一个好中医必备的技术。大家听到这儿，有没有感觉到针和药是相辅相成的？

对于糖尿病病人血液当中的糖分流失到尿液里这一情况，太溪是至关重要的调节处。我们讲肾糖阈，血糖高了，就会流到肾脏，通过尿排泄出去，肾经的原穴太溪就有调节肾糖阈的作用。太溪的功能，和现代医学肾主泌尿的功能是相合的。

另外，原穴还有本源、根源之意，父母给我们储备了一生所用的先天营养能量，需要用后天能量去增益和激活它，这个激活、联通的点在哪儿？在五脏六腑的 12 原穴里，所以说"五脏有疾，当取之十二原"，这是《黄帝内经》上的话。

大家对太溪的功用都清楚了。那它和中药，和我们内脏是如何沟通交流的？它为什么叫太溪？我刚才讲了"门"，现在讲讲"太"。原穴大多都用"太"命名，比如太溪、太白、太渊。太溪主宰人体精、气、血、津液等物质基础的化生与代谢，是主要渠道、主要门户，把它打通了，药就好用了。这种针药相配的效果，是单用针、单用药所达不到的。

兵书上经常讲援兵，正面攻击敌人，后面和两侧又有援兵，就可以夹击敌人，针药结合就是这个道理。

关元是补益强壮穴，作用很全面，它跟哪一脏的原穴相配，就重点帮哪一脏。糖尿病的根源在肾，所以就可以让关元与肾经的原穴太溪相配，这既是针经的理论根据，又是临床屡用屡效的经验。

太溪与关元合用，还可以治疗糖尿病导致的腹泻。尿液都排出去了，大便还不成形吗？利小便实大便，这是不是跟柴胡桂枝干姜汤治疗大便不成形就形成对应了？大便成形了，血糖的丢失减少了，正常的组织对血糖的利用就加强了。

3. 丘墟、太白

丘墟是胆经的穴位，胆经乃升发功能之源，丘墟在脚上，脚上的穴位往上走，即阴升阳降。

丘墟之名出自《灵枢·本输》，有疏肝、利胆、泻火的功能。它的功能怎么体现？它专门治疗各种头面的火热症状，比如说脑袋出汗，脸上长痤疮等。我们方子里有柴胡、黄芩，在穴位里有丘墟，它们是对应的。柴胡、黄芩清上焦热，清掉的热往哪儿去呢？通过丘墟让热从二便排出。

我在治疗女性更年期烘热汗出的时候，特别喜欢用丘墟这个穴位。刚才我讲了，它是人体的"消炎药库"，它和柴胡桂枝干姜汤当中的主药柴胡、黄芩、天花粉、牡蛎，形成了内外平衡的互动之势。这个很有趣。还以打仗做比喻，针药并用，有在内部瓦解敌人的，有在外边围攻的，有在正面追击的，有在后面、两侧去堵截的，效果怎会不好呢？我用这个方法治疗了 100 多例柴胡桂枝干姜汤证的糖尿病，体会到单一用药或用针的疗效与针药合用的疗效没有可比性。

在此我再介绍一个我的经验，丘墟、委中、阴陵泉三穴合用可治疗偏头疼。不用辨证，见着偏头疼就针刺这三个穴位，疗效确切。

太白是脾经的原穴。脾经与脾脏是能量供应的源泉，是运化代谢水湿的门户，太白是健脾、运脾功能最为强大的一个穴位，见效特别快。

脾经的原穴太白，也用了"太"字，原穴的命名很有规律。我刚才讲了肾经的原穴太溪，肾经的原穴是负责先天的，脾经的原穴是负责后天的。太溪与太白，一个解决先天，一个解决后天。太白对血糖有双向调节作用，尤其是对使用胰岛素引起的低血糖，非常好用。如果针灸合用，在针灸的时候用温针灸，或者针灸交替使用，太白温运脾土的功效就增加了。

丘墟与太白两穴合用，一个治胆热，一个温脾寒，正好与柴胡桂枝干姜汤证的胆热脾寒的病机相对应，针药同用，其功自然合一。

4. 阳池、太溪

阳池位于手腕上，是手少阳三焦经的原穴，是后天化生的营养的储存之处和元气的流通出入之处。也就是说，后天的营养化生出来，要在阳池储存起来。同时，阳池还是先天元气输出、利用、交流的关口。一些道家的针灸方法特别重视阳池这个穴位。

阳池与太溪，这两个穴位合用，能让后天能量和先天能量聚集到一起，汇融，相互为用。怎么证明呢？用功效证明，疗效是硬道理。

在临床中，有的病人说："这两个穴只要一扎上，从手到脚觉得一下子就通了。"针感一般来说有麻、胀、酸、疼，但是还有一种针感是通，阳池和太溪就是这样。常常有病人说"哎呀，一下子就串到我脚底下了""我全身都通了"。在这时候我常常会再加一个穴位——关元穴。关元属任脉，任脉主一身之阴，是人体阴经汇聚的地方。上边针灸阳池，中间针灸关元，下边针灸太溪，人身上下气血贯通，血糖安有不平之理？

5. 液门、阳池

最后一组对穴：液门与阳池。阳池之名也出自《灵枢·经脉》，是手少阳三焦经的常用穴位之一。大家发现规律了吗？我们在治疗糖尿病的时候，特别重视脾经、肾经、肝经、三焦经。

液门与阳池是同经的穴位，都在手上。液是什么？液体。汗液、精液、唾液、尿液……所有的液体，都是液。液门是什么？液门是液体精水出入的门户，是手少阳三焦经的荥穴，有通调水道的作用。糖尿病病人水道的不通体现在哪儿？体现在汗多尿少，要不就是尿多汗少。

我在治疗糖尿病的时候，不管是问诊，还是处方用药，都非常重视汗与二便的变化。有一类病人不出汗，或者出汗很少，皮肤是干的，用手轻轻一弹就脱屑，这种情况大多跟血瘀有关。我们刚才讲过，柴胡桂枝干姜汤有温化气血、促进气血循环的作用。要温化气血、促进气血循环，就得调节水液的汇融和代谢，液门和阳池这两个穴位就有调节水液的汇融和代谢的作用。阳池，"池"是什么？是储存。但是那儿真能存着水吗？不是，但它可以导引最精华的能量，最精华的能量是通过这个穴位来调节的。

以上这些穴位的现代科学研究还比较少，目前我们只能通过临床实践去感触，去体会，去指导应用，但这都不重要，重要的是疗效。

我也希望大家在临床上能不断地去总结、但丰富这些穴位的应用经验。也可能会有人说，这些穴位我也扎了，但没你说的效果。这是完全可能的。因此，我今天特别要给大家讲针灸的手法问题。

针灸的手法有补泻两个方面。脉有力的，就用泻法；脉无力的，就用补法。病人感觉虚弱的，就用补法；病人感觉旺盛、亢进的，就用泻法，如果觉得这个不好把握，我们就把握两端。哪两端？一端是脉，还有一端是针刺时手下的感觉。

针灸界的前辈贺普仁老先生说过一句话："穴位是公共的，手法是自己的。"我琢磨了好多年，在琢磨的过程中，发现确实如此。手的感触、感觉是非常重要的，不光是进针时的感觉，也包括取穴时的感觉。因此双手进针是很必要的。当然，我不排斥单手进针，只要有疗效，单、双手进针都可以，但我本人更主张用双手进针。我会先用左手在穴位附近寻找阳性点。比如要针足三里，就先用手去按它，看它是隆起的还是凹陷的，隆起多是实证，凹陷多是虚证。这是取穴时手下的感觉。

另外，针刺的针感也有不同，需要自己悉心体会、总结。当病人感觉针刺的局部出现热感的时候，你手下是什么感觉？当病人感觉到异常兴奋的时候，你手下是什么感觉？这个真的没有捷径可走，只有多针刺多体会。其实我们用药也存在这样的问题，方子开对了但加减不对，或者加减对了但药的剂量不准，都会影响疗效。

第四讲 高血压继发糖尿病：杞菊逐瘀汤方证

提到高血压，大家会联想到"三高"：高血压、高血脂、高血糖。"三高"是一个"家族性"的病，一般只要得其中一个，得另外两个的概率就会增加。所以我今天在讲高血压继发糖尿病之前，先简单讲讲"三高"的诊治现状。

一、"三高"的诊治现状

"三高"之所以经常并称，是因为它们互相有关联。它们如同是同父同母的三姐妹，谁也离不开谁。一个人哪怕只得其中一种，也是很难短时间内治好的；如果"三高"同时具备，治疗的难度就更高。因此现在有一种观点，病人一旦得了"三高"，就只能终身服药。很多医学权威也是这样认为的。

为什么"三高"这么难治？除了疾病本身的复杂外，还与以下医患的行为有关。

1. 得病乱投医，乱治疗

现在有病乱投医的现象太多了，不要说"三高"，即使只有"一高"，从得病到治好的过程中，只找一个医生治疗的病人也越来越少了。这和我初学医时（20世纪70年代末80年代初）的求医状态很不一样。原因是现在信息太通达了，我们每天都要面对新信息和新广告的诱惑。如果得了"三高"，去找多个医生治疗，每个医生都有自己的观点。有的医生主张少吃肉、少喝酒、平时多锻炼，有的医生就不太讲究这些。他们说法有乐观的，也有悲观的。有的医生竭尽全力给病人治疗，也有的医生用常规方法应付。

这样一来，很多病人得不到一以贯之的治疗方案，疾病慢慢地就迁延不愈，变成难愈之症了。实际上这些病不是都特别难治，如果治疗方法得当，不一定需要终身服药。

我认为，治疗起效的首要因素是病人本人的心态。过去，每一个医生都有自己稳定的病人群，病人对医生是很信任的。现在，由于网络发达，很多病人对疾病都有所了解，但掌握的信息都是片面的，导致医患之间的互相信任和配合度就下降了。因此，对医生来说，建立自己职业的可信度和公信力就特别重要。

2. 同时服多种药物，治疗难以精准

"三高"的病人基本都要服三种以上药物，每一"高"都有一种或几种对应药物。不仅这样，病人还会使用很多降脂的、降糖的、降压的保健食品、养生茶等。本来病是一体的，却被人为地"分家"了。这就给医生治病增加了很多不可控的盲区。我讲柴胡桂枝干姜汤的时候举过一个病案，那个病人所吃的药多达11种，光是药物叠加的副作用就非常难治了。

在治疗过程中，不管是中医还是西医，都一定要研究病机，找一个中西医理相通的方法，让"三高"得到有效的控制。要抓核心病机，抓住核心病机，就可以"三高"同治。比如我今天要讲的血府逐瘀汤，

就可以同时降糖、降压、降脂。根据我们的经验，只要中医方面辨证准确，治疗得当，治"三高"的西药就可以逐渐减量，最后获得良好的疗效。

3. 原发病与继发病治疗层次不分

一般来说，同一个人患"三高"，会有先后顺序。如先出现高血压，再出现糖尿病、高脂血症。这就需要我们临床医生有一双慧眼，在只出现一个病的时候就及时治疗，尽量避免其他两种病的出现。在发现三种病并见的时候，也要确定哪个是原发病，哪些是继发病。原发病和继发病的治疗是要有层次的。

但现在，大多数医生只满足于控制血糖、血压、血脂这些指标。"控制"是现代医学的新名词，"控制"现在也已经成了约定俗成的医疗常规行为。我们常听到"你血糖控制得怎么样？血压控制得怎么样？血脂控制得怎么样？……"其实，"控制"一词，有正向的作用，也有反向的作用。我在临床中有这样的体会：用西药控制血压和血糖的同时，其实也抑制了人体正常生理功能的运行和发挥。比如有的降压药就可以抑制胃肠蠕动，造成腹胀。经常吃这类"控制"药，会造成记忆力下降、性功能下降等。这些都是我们在治病的时候需要思考的。做医生的绝不能满足于"控制"，得找到病因，并且把病治好。

二、高血压继发糖尿病的早期迹象规律

"三高"的互相引发是有迹象规律的，我们如果了解了这些迹象规律，就必然能够弄明白这三个病哪个是继发的，哪个是原发的，哪个是刚得的，哪个还没得，这样就能做到早期发现。

我今天将高血压继发糖尿病作为一个例证讲一讲以抛砖引玉。既

然是高血压继发糖尿病，那就说明高血压在前，糖尿病在后。如果一个病人本来有高血压，近期又出现了糖尿病，那谁是主要矛盾？

看病有两个矛盾，基本矛盾和主要矛盾。基本矛盾贯穿疾病的整个病程，主要矛盾在疾病的各个阶段是不同的。以糖尿病为例，糖尿病从开始到后期，血糖始终是高的，这是基本矛盾。但是在不同阶段引起血糖波动的因素并不相同，可能这次是因为感冒，那次是因为劳累，上一次是因为睡眠不好，再上一次是因为闹肠炎了等。每一次引起血糖波动的诱因，都是当前阶段的主要矛盾。

病人先得高血压，后得糖尿病，尽管糖尿病是新发，但两者对比起来，高血压仍是主要矛盾，因为它引发的临床症状比较突出。而糖尿病在初期阶段常常没有临床表现，不容易引起医生和病人的共同关注。

如果能够早期发现，糖尿病一般是可以临床治愈的。这个观点贯穿了我整套课程的始终。

目前我在临床治疗高血压继发糖尿病，比较有心得的方证主要有两个。

第一个是杞菊逐瘀汤方证，它的临床症状中最早出现的就是黎明前汗出，当然也可能会有喝水多、吃饭多、尿多、体重减轻等，如果有这些典型症状就不容易漏诊了，不过我讲的主要是糖尿病典型症状不明显的情况。

杞菊逐瘀汤是我在古方血府逐瘀汤的基础上加三味药而成的，这三味药是：枸杞子、菊花、生黄芪。

杞菊逐瘀汤方证的典型症状就是黎明前盗汗，并且盗汗有部位特征，以上半身居多，上半身中又以前侧居多，有的人出汗量多到能把褥子洇湿。还有，侧躺两条腿叠压着的时候，重叠的部位出汗也多。并且，患盗汗的时间与患糖尿病的时间有明显的对应关系。比如盗汗一年，说明一年前病人就有糖尿病了，但那时可能空腹血糖还没有升高，所以没有引起重视。和病人交流的时候一定要把这个情况讲清楚。

第二个是仙柏降压汤方证。仙柏降压汤方证类高血压继发糖尿病的特点是性功能下降，不论男女，都有一些性功能下降的迹象。这个现象一开始是我意外发现的，后来我就高度关注了，现在已经变成我治疗高血压继发糖尿病的常规关注点了，并且在临床上屡屡得到验证。

我先重点讲杞菊逐瘀汤方证的识别方法。这里有一个"识别"的概念。现在有些医生，总说这个病不好治、那个病好治，总在强调"治疗"的概念，其实我认为治疗一定要建立在把疾病的病因、病机、病位等识别清楚的基础上。简单说来，把病诊断清楚，才是最重要的。

三、高血压继发糖尿病之杞菊逐瘀汤证早期诊治病例

下面我通过一个医案故事，来告诉大家我是怎么通过杞菊逐瘀汤证来识别高血压继发早期糖尿病的。

这是一位姓沈的女士，37岁。她是2003年2月16日来看病的，那天的日期我记得特别清楚，是农历正月十六。对于特别值得思考的病例，我都会找一些标志性的点去记忆它，正月十六就是我对这个病例的记忆点。

正月十五是元宵节，正月十六那天病人不多，沈女士和我特别熟，经常来找我看病。我的病人群有这样的特点：初诊的病人和与我熟悉的病人的比例大约是3：7。凡是关系特别熟的病人，我们每次的交流

中都会有一些回忆、思考的过程。沈女士初次找我看病，是在她 32 岁的时候，那时候她找我看的是妊娠高血压。当时我是用仙柏降压汤合摄胎饮为她治疗的，一直调理到她分娩，情况一直很好。

当时我和她说产后 100 天还应该再来看诊。因为妊娠高血压将来有可能转变成高血压，这个是我看过很多案例后总结出来的。但是她后来因为工作忙，而且也没有出现高血压，就没有来找我看。大约在产后一年的一次体检中，她被查出血压高，但因为没有什么不舒服，她也认为自己才 33 岁，还年轻，就没有重视。

正月十六那天她求诊的主诉是耳鸣 3 个月。她去西医院耳鼻喉科看过，被诊断为神经性耳鸣，没有查出其他病因，只是服用一些银杏叶类的改善供血的药，后来吃中药、西药，针灸，都没有太明显的效果，并且耳鸣进行性加重，已经影响到了工作和睡眠。在工作时，尤其是情绪压力特别大的时候，耳鸣响声就大，和别人交流很不方便，然后反过来又影响情绪。她说，什么时候需要安静，什么时候耳鸣就更明显，尤其是睡觉前耳鸣很严重，导致自己翻来覆去睡不好。

我有几个常用的治疗耳鸣的方子，其中一个就是杞菊逐瘀汤。联想到这个病人有妊娠高血压的既往病史，我就让我的助手先给她量血压，结果血压是 160/90 mmHg，佐证了我的诊断。

病人告诉我，除耳鸣以外，她还有头痛和失眠。这些都是杞菊逐瘀汤的适应证，我就更加确定了她的方证。

我又问病人还在吃什么药，她告诉我，在吃某三甲医院神经内科医生给她开的硝苯地平，20 mg 每次，一天两次，还有银杏叶片等改善供血和扩张血管的药。

我在治疗高血压的时候，会在中医辨证论治的基础上，参考血压的数值。这是祝师的一个分类方法，量血压时，看是收缩压高、舒张压高，还是收缩压、舒张压都高。施今墨先生在 20 世纪 30 年代就提出现代医学的物理、化学检查检验的方法应该作为我们中医辨证手段的延伸。血压表是一种测量仪器，也应该可以作为中医辨证手段的延伸。

收缩压高、舒张压不高的人，常出现耳鸣、耳朵痒、失眠、眼睛不舒服，用杞菊逐瘀汤治疗效果很好。这种症状和血压值相对应的概率是很高的。反过来说，当一个病人来找你看病，有这些症状的时候，你应该去测一下他的血压。如果是收缩压高、舒张压不高，是不是你的治疗方向就明确了？

这位沈女士，一直服西药，但血压控制不理想，应该列入难治性高血压范畴。硝苯地平是治疗原发性高血压非常对症的一个药，为什么对她没有效？背后一定有更复杂的病因存在。我们在临床中，不能病人说完症状，我们就开个方子让他走了，而是一定要把病人各方面的因素都考虑进去，探寻出病因。要在症状、舌脉，或者现代医学的理化指标上探寻，找一个突破点切入。

这个病人我是从哪儿切入的呢？从舌脉上。我们医生不能只听病人主观的描述。根据我的经验，杞菊逐瘀汤证型的高血压病人的舌质常常是紫暗的，因为有血瘀，但这个病人的舌尖边是嫩红的，舌面津液不足，这个很关键。舌质紫暗与舌尖边嫩红，在血瘀程度上有所不同，舌质紫暗说明血瘀比较重，而舌尖边嫩红说明血瘀还不是特别厉害。但舌边尖嫩红、舌面少津提示阴虚，那么病人或者是出汗多，或者是小便多，总之津液有丢失。

这时候我下意识地去诊脉，发现病人两寸脉细数，关尺略沉，说明她上焦有热。从舌脉推测，我问她有没有夜间盗汗的现象。我的问诊是循着迹象去问的，中医看舌、摸脉绝不是做做样子。病人说："薛大夫，你要不提醒，我就把这事忘了，我近四五个月还真是这样，挺苦恼的。晚上洗完澡，身体干干净净地躺在床上睡觉，结果常常因为前胸出汗就醒了，一看，身上的衣服已经湿了。"

盗汗的时间是有方证指向的，于是我问她是不是在黎明前盗汗，她说是的。我为什么这样问？因为杞菊逐瘀汤方证的盗汗大多数是黎明前盗汗。这样，从各方面都找到了依据，我可以确定，病人是杞菊逐瘀汤方证。

后来再通过反复仔细的交流，病人又给了我一个非常重要的信息，她说她吃降压药效果不好也是从出现盗汗开始的。这就很有意思了。当探寻到了这一步的时候，应验了我的诊断，我心里对治这个病就多了一分底气。

凭我多年的观察，舌尖边红、脉细数的杞菊逐瘀汤方证病人大多有家族性糖尿病史。和病人核实，她说她的祖母、父亲、叔叔都有糖尿病，并且都并发高血压、冠心病。这又对应上了。

所以，对于病人给我们提供的这些信息，一定要进行特殊的关注和思考，每一句话都不要遗漏，这些都是诊病的重点。我要求学生记录病历的时候，一定要详细准确，千万不要笼统地写睡觉不好、失眠多梦，这样的病历记录跟没记录是一样的，取证不确切。

回到这个病例，和病人的交流让我很警惕，我建议她去查查血糖。她说："薛大夫，我今天很忙，实在不能再耽搁时间了，另外，去年年初我体检血糖是正常的，你不用担心。"但是，化验单时间跨度已达一年，这个病人又有这么多的迹象，我哪能轻易地放过？我就反复地劝说，坚持让她查血糖，还要求空腹血糖和餐后血糖各查两次。

化验结果显示：空腹血糖一次是 10.5 mmol/L，一次是 11.2 mmol/L，餐后血糖一次是 14.5 mmol/L，一次是 14.6 mmol/L，糖化血红蛋白 8.1％，确诊糖尿病无疑。她本来是找我看耳鸣的，结果被我发现了糖尿病，我推测这个病人病程最多为半年，因为她是在近四五个月出现的黎明前盗汗的症状。当然，在这里我也要特别强调，不是所有的黎明前盗汗者都有糖尿病，确诊糖尿病需要一些综合信息的佐证。

医生和病人交流疾病细节时还要讲究一些方法，有时看似很简单的一个医疗数据，对病人来说可能就是一座巨型的大山。一个年仅 37 岁的女士被确诊为糖尿病了，对她而言，这个压力是可想而知的。最初拿到化验单的时候我们都僵住了。首先，病人的情绪极度地差；其次，也有一个棘手的问题摆在我面前，那就是糖尿病、高血压这两个病先从哪个病入手呢？需要两个病都治凑出一个方吗？作为一个医生，这个时候一定要认真地思考，不能见一个病加一个药。如果把主要矛盾解决了，次要矛盾一般也就跟着改善了。我们不仅要治病，还要尽量减少治疗给病人带来的精神负担。

急则治其标，缓则治其本。这个病人的两个病中哪个是本，哪个是标？显然，高血压是老病，是本；糖尿病是新病，是标。如果"急则治其标"，应该先治糖尿病，但"治病必求于本"。所以中医理论扎实的话，能够给你解决问题的方法，能形成智慧，但如果学得不精，有时候也会造成一些纠结和治疗上的曲折。

我跟祝师学习多年，凡是遇到中医西医诊断信息交融错杂之症，就会想起他的一句话：中西医结合诊治疾病，要切记坚守中医辨证施治的方法。所以这时我就不考虑糖尿病、高血压了，而把注意力转移到以下两个问题上：病人目前最痛苦的症状是什么？这个症状组合的证候是什么？回到诊病的原点上，她求诊目的是耳鸣、头痛、失眠，血压收缩压高、舒张压不太高，这是肾虚血瘀证，是杞菊逐瘀汤的方证，这是我熟悉的方证，于是我跟病人的沟通思路就清楚了。

当我们临床中一筹莫展的时候，得冷静下来去思考，绝不能皱着眉头，让人以为医生对治他的病心里没有底，这样会给病人带来很大的心理压力。

我和病人说："你虽然得了糖尿病，但处于早期阶段，是可以治好的。前提是我们俩要密切合作，你不能说没时间，或找各种理由不坚持治疗。并且对于你这个病，我现在已经有一个比较清晰的治疗方案了。你现在最痛苦的症状是耳鸣、失眠、头痛。今天我开的方子你吃上两周，可以让这些症状减轻，如果效果好的话，咱们治疗糖尿病的方法就找到了。"她一看我信心十足，自然就很高兴，答应一定好好配合我。我基于对她性格的了解，以及对实际情况的把握，继续说："你的身体基础非常好，这个病还没扎根，此时若能坚持认真地治疗，临床治愈的概率就会提高，所以你一定要有充足的信心。"听完，她一下子就轻松了很多。

我开的处方是杞菊逐瘀汤，去掉了生黄芪，加了沙参、川楝子、麦冬。具体方药如下：枸杞子10g，菊花10g，柴胡10g，枳壳10g，桔梗5g，怀牛膝10g，当归10g，生地15g，熟地15g，赤芍10g，桑寄生20g，川芎10g，葛根15g，沙参15g，川楝子10g，麦冬10g。14剂。

经过两周的治疗，病人胸部盗汗完全好了，耳鸣也好了六七成，睡得也深了。其实杞菊逐瘀汤也好，血府逐瘀汤也好，只要辨证准确，治疗失眠比起西药一点也不慢。有意思的是，我没有刻意去降糖，但病人的空腹血糖降到了 8.9 mmol/L。病人喜笑颜开，说："薛大夫，我信服你，你承诺我说会减轻的几个症状都减轻了。"

"承诺"这两个字很重，还好病人症状减轻了。医生看病是不应该轻言许诺的，我只是安抚一下病人，病人却认为我做出了承诺。这不禁让我想到了张孝骞老先生晚年对医生这个职业总结的几个字："如临深渊，如履薄冰。"所以我们讲的任何一句话，都应该反复斟酌。

我对病人说："这个药只是帮了点忙，最主要是你身体的正向能量调动起来了，自身的修复功能起了关键性作用。"我这么一说，她就对自己的身体有自信了。这也是我一贯的观点，我始终认为病人病好了不能完全归功于医生，医生只是帮了一些忙，如果病人自身的修复功能没有响应的话，药效就要打折扣。我用杞菊逐瘀汤加减为这个病人治疗了 6 个月，她的血糖基本正常了，血压还有一点小波动。这时候就不用吃汤药了，我给她配了水丸，她又吃了半年。后来她糖尿病的相关指标都正常了，临床症状也完全消失了。

四、高血压临床思路分享

当血压、血脂、血糖三者都有问题的时候，怎么从整体格局去考虑？祝师特别提出了"参形气以发微，合中西而共治"。什么叫"参形气以发微"？就是通过中医对外在表现的探寻，来找到西医微观指标上的变化。我把这个方法又细化了一下，称诊断上"中西医参同"，治疗上"合中西而共治"。咱们治疗高血压、糖尿病不就经常中西两法共用吗？既有西药降糖降压，也有中医辨证施治。

用这种诊断思路时间久了，中西医之间渐渐就浑然贯通了。比如我认为，高血压的证型有三种：收缩压高、舒张压不高，舒张压高、收缩压不高，收缩压、舒张压都高，这个方法比较好掌握。施今墨先生曾经说："从新不袭模棱语，融贯中西出自然。"我们要想办法把不好把握的概念具象化，进行概念转化。一般中医治疗高血压的时候，常辨证为阴虚阳亢、肝阳上亢等，治法自然就是滋阴潜阳、平肝熄风等，这些中医方法没问题，治疗效果也是肯定的，但对初学中医或者西学中的人来讲就有点难以掌握，在这个时代的文化背景下培养出来的青年中医，也不免会感觉这些方法很抽象。所以我尽可能找到一些可以具象化的化验检查和症状的对应规律，比如血压与症状的对应，血糖与症状的对应，这些更容易掌握。

祝师治疗高血压的经验，在这里我也一并分享给大家。他说，收缩压高，应该采用"压"的方法，要压下来就要使用重坠药，比如石决明、珍珠母、磁石。用重坠的药才能往下压，多么形象！如果舒张压高，应该采用"拉"的方法往下降，把血压往下"拉"，而不能再压了，这样的药有枸杞子、菊花、生地、牛膝、草决明、桑寄生、大黄等。具体到方子，收缩压高祝师喜欢用血府逐瘀汤、自拟降压汤等，舒张压高他喜欢用补阳还五汤合杞菊地黄汤加减。

在中医辨证用方的基础上，祝师还喜欢用一些专病专药，这也是施今墨先生学术体系的一个用方特点。高血压的专病专药，包括夏枯草、黄芩、牛膝、桑寄生、钩藤、菊花、葛根等，现代药理研究证明，这些药有降压作用。其中有些药除了降压，还有降脂、降糖的作用。那是不是见到高血压，就可以把这些药堆上去呢？不是的。这些专病专药还是要与辨证结果对应效果才好。比如有的高血压病人脸特别红，一说话脖子两边的静脉全都绷起来了，这是上焦热的表现，这时候我们就要加清热的药，清热药中药理研究显示有降压作用的有夏枯草、黄芩等。可见，这些药物的使用也是需要辨证的。如果不辨证就用可能也有效，但不如辨证使用效果更好。再比如，气血上逆的病人下虚上实，老感觉到上热下冷，上燥下乏力，辨证用药的话，用牛膝、桑寄生效果就更好。这样既参照了现代药理药效的研究，还不违背中医辨证施治的原则，这样的方法用久了，中西医之间就浑然一体了。这种方法易学难忘，道理明白，疗效显著，将来大家在临床可以尝试。高血压病人如果脸红脖子粗，说话手舞足蹈，就加夏枯草、黄芩，甚至可以加黄连；如果乏力、腰腿痛，就可以加牛膝、桑寄生、生杜仲等。生杜仲也是一味很好的降压药。

杞菊逐瘀汤是我临床常用的自拟组合方。它是在血府逐瘀汤基础上，加上了枸杞子、黄芪、菊花。临床时，可将杞菊逐瘀汤作为基本方，随症加减。病人有高血压，兼有糖尿病，同时还合并有冠心病的时候，我使用这个方的概率特别高。这个方子是治疗收缩压高、舒张压不高的高血压的，那么收缩压高、舒张压也高的高血压，杞菊逐瘀汤能不能用？可以用，但需要在原方基础上加3味药：沙参、麦冬、川楝子，而沙参、麦冬、川楝子和方子中的枸杞子、当归、生地就合成了一贯煎。我前面讲过了，一贯煎可以治疗肝源性糖尿病，而一贯煎合杞菊逐瘀汤可以治疗收缩压、舒张压都高的高血压继发的糖尿病。

杞菊逐瘀汤证的主要临床症状是胸闷、胸痛、失眠、耳鸣、耳聋、眼睛不适，有这些症状就用杞菊逐瘀汤。这些症状与西医的心血管疾病和神经系统疾病高度重叠。黎明前盗汗是高血压继发糖尿病的早期症状，这是我独到的临床心得。

杞菊逐瘀汤在临床上的应用非常广泛，包括冠心病、心绞痛、脑血管病、麻木、震颤、神经性头痛、失眠等，尤其是治疗脑血管病引起的球形麻痹，也就是容易呛水，效果很好。还可以治夜间做怪梦、稀奇古怪的梦，如梦到自己没去过的地方、没有遇到过的事，效果很好。还可以治疗妇科病变，祝师曾说过，中医的活血化瘀药有消炎作用，如盆腔炎、宫颈病变等妇科炎症有血瘀症状的时候，这个方子很好用。这个方子还可以治疗皮肤病，如果皮肤顽疾使用清热、解毒、凉血、通窍、燥湿、化痰诸法治疗皆无效时，不妨用杞菊逐瘀汤，或者血府逐瘀汤。糖尿病视网膜病变和乳腺纤维瘤也都可以用这个方子，因为方子里有四逆散、四物汤，调理妇科疾病效果也很好。当然，用这个方子治疗这些疾病时都需要随证加减。

五、杞菊逐瘀汤方解

杞菊逐瘀汤这方子合了好几张方，有血府逐瘀汤、杞菊地黄汤、补阳还五汤、四逆散、桃红四物汤，还有芍药甘草汤。概括地讲，这个方子有三大作用：补肾、活血、疏肝解郁。肾虚、血瘀、肝郁是这个方证的基本病机。因其针对多维病机，所以治疗范围广泛。

我在临床最擅长应用合方，因受施门教育，还善用对药。对药合方是我的用方习惯。在临床，凡是遇到血瘀证，都可以用杞菊逐瘀汤加减，该方可以疏通气血，令其通畅而致身体平和。比如子宫内膜异位症，也可以用这个方子，但是需要加减。各种原因引起的血瘀，都可以在这个方子的基础上加减，如此一来，我们的治病范围就变大了。怎么能够做到这一点呢？我把这方子中每个药的作用都分享给大家，大家在使用这个方子时，有对应的现象就把对应的药加上，没有就去掉，我们不能只会加药，不会减药。

1. 枸杞子、菊花

枸杞子、菊花这组对药的使用指征很简单，只要耳朵和眼睛的症状同时出现，就可以加上这组药。糖尿病和高血压常常出现耳朵和眼睛的并发症。这些症状的病机是什么？肝肾阴虚、虚火上炎。具体临床中，病人可能表现为腰疼、眼睛红、眼睛干涩、眼屎多、耳鸣，看到这些症状，就可以用枸杞子、菊花。有一个方子叫菊睛丸，成分是枸杞子、菊花、巴戟天、肉苁蓉，专门治肝肾不足的流眼泪。

2. 黄芪、生地

黄芪、生地是祝师降糖对药方里的对药之一，是他很得意的一个经验。黄芪补中升阳，有"紧腠理"的作用。补中升阳很好理解，那"紧腠理"到底是怎样的一个概念呢？关于腠理的解释太多了，我看过上百篇论文，各说各的理，在这里，我把我的经验认知分享给大家。只有把腠理的生理、病理了解清楚了，你才能理解黄芪的紧腠理作用。

腠理是指什么？指肌肉和皮肤的纹理。这是一个比较通用的说法。肌肉有肌肉的纹理，皮肤有皮肤的纹理，这个纹理就是间隙。"腠"是肌肉的纹理，肌肉纤维之间的空隙，"理"是指皮肤之间的缝隙。腠理跟中医的三焦相通，有些人认为三焦就是上焦心肺、中焦脾胃、下焦肝肾，其实三焦所指远不止这些，脏腑、皮肤、肌肉之间的间隙都归三焦所属。三焦中有元气和津液，向外流入腠理，濡养肌肤，保持人体内外气津的汇注交流。

汗孔开口于皮肤，是腠理的一部分。正常生理状态下，人体的卫气充斥于腠理之中，并控制和调节腠理的开合，对外可以预防邪气的侵入，在内可以输送气津能量。如果人体卫气不足了，腠理就疏松了，开合功能就失调了，在外可以导致毛孔过开，汗液增多，在内可以造成津液能量不断从汗与小便漏出去。这与糖尿病病人汗多、小便多的病理状态就对应了。大量饮食精微没有被人体吸收利用，而通过汗、尿排掉了，病人就会消瘦、乏力，西医化验检查就会出现血糖、尿糖增高。

黄芪有益气固表、紧腠理的作用，让疏松的腠理恢复正常。营养能量丢失了，营养能量跟不上了，就可以用黄芪，但不是所有的虚证都适合用黄芪，我用黄芪常常以舌体胖大肿胀为主要依据，舌体如果瘦小，是不适合用黄芪的，应该用人参、党参、太子参等。如果辨证不准确，效果就会打折扣。

再说生地，生地滋肾益精、固精填髓，可以走血分，是四物汤里的滋养药。它和黄芪相配，首先可以加强对能量的利用，防止营养精微流失。营养精微不足了，生地可以补充。而糖尿病就是代谢上出现了障碍，营养能量丢失，不能很好地被利用，而出现"三多一少"的症状。这组对药和这个机制就对应上了。另外，药理研究显示，黄芪和生地这两个药有非常好的降血糖功效，如此，中西医的认知就通了。

我在临床还经常用苍术、生地这组对药，这也是祝师的经验对药。祝师的降糖对药方里有黄芪配生地、苍术配玄参、丹参配葛根3对6味药，一般我们把黄芪、生地配成一组对药。其实，苍术、生地也是一组对药，单用效果也很好。有时玄参会导致大便溏稀，我就用生地代替玄参，改用苍术配生地，降糖作用也非常好。

3. 柴胡、牛膝

柴胡、牛膝是我治疗高血压、糖尿病常用的一组对药。在这里，柴胡的用量要小，牛膝的量要稍微大一些。柴胡的量小是取其升，牛膝的量大是取其降。升就是升清阳，把营养能量物质充分地利用起来。降就是把没用的废浊的东西比如异常的血脂、尿酸降下去。

糖尿病病人大多有不同程度的焦虑抑郁，患糖尿病时间久了，生活质量下降了，就会情绪不佳，这时就可以用柴胡疏肝解郁。柴胡用于疏肝用量要小，如果病人热比较重，老感觉燥热，还发热，柴胡的量就要大了。柴胡量小有宣畅气血、散结的作用。什么是散结？比如现代医学检查示血管中有斑块，散结就可以避免形成新的斑块。

柴胡还有一个功能，就是推陈致新。逍遥散、柴胡疏肝散、血府逐瘀汤，都用柴胡推陈致新。

柴胡配牛膝，一升一降，功力就增强了。有用的营养能量充分利用，没用的废浊之物排出去，血压、血糖、血脂就降低了。柴胡之升在于升阳散结，牛膝之降在于通络降浊。"三高"时身体会沉重不舒服，柴胡与牛膝两者配合，可以让体内干干净净，人就感觉轻松了。《神农本草经》有一句话，叫"久服轻身延年不老"。把病治好了，人自然会出现一种新的状态。

最后，柴胡配牛膝，还有改善脂肪肝的作用。这也是有临床经验和现代药理研究佐证的。

4. 桔梗、枳壳

这组对药也是一升一降，桔梗是升的，枳壳是降的，二药相配可以治疗脘腹胀满。糖尿病病人大多是两头小、中间大，胳膊、腿都细，唯独肚子大，用桔梗、枳壳可以调节胃肠道的升降功能。按王清任的解释，"血府"在胸中，但事实上血府逐瘀汤可以贯通全身上中下。刚才说柴胡配牛膝能治疗脂肪肝，如果再加上桔梗配枳壳，消脂肪肝作用就会加强。

糖尿病病人，尤其是杞菊逐瘀汤方证的糖尿病病人，常常有大便不爽，甚至还有人大便到肛门时有一种热而不通的感觉，这个时候我会在桔梗、枳壳的基础上，加杏仁、薤白。这个方叫上下左右调气汤，是施今墨和祝谌予两代前辈共同的经验。桔梗向上升，枳壳向下降，薤白行气于左、温中通阳、行气散结，杏仁行气于右、宣肺降气、润肠通便。病人的气本在中间堵着，通过这四味药向上下左右四个方向作用，就给分消开了，很形象。这个方子可以治疗脘腹胀满，大便不畅，不思饮食。

有的糖尿病病人饮食量并不大，但还发胖，肚子也大，遇上这种情况，用以下这几味药治疗效果好：柴胡、牛膝、桔梗、枳壳、杏仁、薤白，不一定非得用杞菊逐瘀汤原方，如果没有血瘀，可以把其他药去掉，如此一来，杞菊逐瘀汤这个方子的使用就活起来了。

5. 桃红四物汤

桃红四物汤是糖尿病、高血压、高脂血症的常用效方。"三高"的病机中多有血瘀。糖尿病有血瘀是祝师的一个发现，经常用胰岛素的人大多数也会形成血瘀证，要想降低胰岛素用量，桃红四物汤是很有效的一个方子。

综上，杞菊逐瘀汤方中的对药可治疗血瘀、气滞、肝郁、肾虚，合在一起当然效用就更广了。糖尿病的病机很复杂，很难用一方一药通治所有的糖尿病，所以在临床辨证用方是很重要的。

我们对杞菊逐瘀汤做一个概括，它集疏肝、益肾、活血、通络数法于一方，恰与高血压并发糖尿病的复杂病机对应。临床时，我们只要抓住了上述几组杞菊逐瘀汤对药的应用机制，就可以去随证加减了。

6.常用药物加减法

如果病人大便偏干，我们可以变化这两味药：白芍和生地。如果大便偏干，几天解不下来，我们就不用熟地，而用生地，还可以把生地用量加到15 g、20 g，甚至30 g，白芍用15 g、20 g都可以。如果是血瘀重、大便正常，就把白芍改为赤芍。大便偏稀，就不能用生地了，白芍也不能用大量了，我们就把生地改成熟地。

如果病人下肢乏力，尤其是膝盖乏力，可以用牛膝，牛膝可以强腰肾，也作用于膝盖。还可以配上路路通，路路通是治疗膝盖疼痛乏力很好的引经药。一般只要见到膝盖不舒服，我就喜欢加路路通。牛膝、路路通是作用于膝盖的一组对药。

如果病人睡眠特别不好，桔梗、枳壳、桃仁、红花之类的动药就要少用，我们要让方子宁静下来。所以在治疗失眠的时候，桔梗就改用5 g，枳壳用量也可以小一点，桃仁、红花就各3 g或者5 g。施老治疗高血压主张用"静通"法，不建议用过多鼓荡药。

总之，使用杞菊逐瘀汤是一定要随症加减的。我曾经有个学生，跟我学习了两个暑假，他说杞菊逐瘀汤治疗失眠时，如果病人梦见死人，可以加红参，因为红参有定魂魄的作用，而魂魄不定就会梦见死人。后来我也如法应用，现在红参就变成我很得意的一个药了。

另外，杞菊逐瘀汤和五苓散合用，治疗糖尿病黄斑水肿效果明显。用杞菊逐瘀汤治眼病是我的经验，用五苓散治黄斑水肿是我师兄祝肇刚先生的经验，后来我发现两个方子合在一起用，对糖尿病黄斑水肿效果更好。现代医学的眼科有一种注射药，可以消除黄斑水肿，但是效果无法持续，每过一段时间就得再次注射。如果用杞菊逐瘀汤和五苓散治疗，就可以减少这个药的注射次数，甚至可以让病人彻底停药。

我治过十几例黄斑水肿，有效率接近 100 %，其中有几例已经停药了。

如果病人有视网膜中央静脉阻塞，我喜欢加羌活、木贼草。木贼草清热明目，可以改善微小血管的血液循环。祝师特别善用羌活，后来我就问他，"冠心病心绞痛您用羌活，输卵管不通您用羌活，男士输精管精索静脉曲张您也用羌活。那羌活的证到底是什么？"祝师说："记住一个字就可以，通。羌活有通的作用，凡是不通，它都可以通开。"这一个字，特别关键。所以我治疗很多阻塞性的病时，都喜欢用羌活，治疗视网膜中央静脉阻塞，我也会加上羌活，因为它真的好用。

如果病人并发白内障，我喜欢加白芷、青葙子。有一天和傅延龄老师讨论的时候，他说加上茺蔚子效果更好。

杞菊逐瘀汤加味还可以治疗糖尿病周围神经病变。糖尿病周围神经病变临床表现主要是四肢疼痛或麻木。疼痛可表现为隐痛、刺痛、烧灼痛、电击痛等，我们要学会去分辨。隐痛或麻木，一般是气血不足，应该补气养血，不适合用杞菊逐瘀汤，如果是刺痛、烧灼痛、电击痛，杞菊逐瘀汤就好用了。

用杞菊逐瘀汤时，如果病人有下肢疼痛，我喜欢加苏木、刘寄奴、鸡血藤，这也是祝师的经验。遇到下肢的静脉、外周血管病变，几乎不用辨证，这三个药用上就有效。

临床还有一种疼痛，属于痛觉过敏，也叫接触性皮肤疼痛加剧。这种情况古人就已经发现了，清代医学家王清任，他提出的血府逐瘀汤证，就有两条与此有关，其中一条叫"胸不任物"，就是说这个地方不能压，比如被身上穿着的衣服一压就会疼。实际上这就是痛觉过敏。另一条叫"胸任重物"，就是必须得压厚点。对于这两种情况，杞菊逐瘀汤都可用。

我碰到的痛觉过敏最严重的人，穿袜子、穿鞋都会感觉疼痛加剧。有的人稍微娇气一点，就不走路了。最后就是用杞菊逐瘀汤加苏木、刘寄奴、鸡血藤治好的。

还有一些病人常常下肢麻木比较严重，用指甲掐他，甚至用微针刺他，他都没有感觉。这种表现常常是糖尿病足、脉管炎的前兆。

我有一次和一个老朋友聊天，他说自己的脚麻，常常走路没有知觉，我就用手指轻轻地按他，他说感觉不敏感。后来我发现他的脚有伤口，问及原因，他说有人给他一个泡脚方，结果一泡脚，水才三十几度，脚就烫红了，脚特别怕热怕烫。所以，我建议给糖尿病病人开泡脚方的时候，要先摸摸他的脚，问他热感怎么样，他的敏感度怎么样，不要一上来就开泡脚方，最后把病人脚给烫伤了。

遇到这种糖尿病足的先兆，可以用补阳还五汤和四妙勇安汤两个方子的合方治疗。中医讲气虚则麻，血虚则木，故对外周血管病，要重用黄芪，可以用 200~250 g。

对于这一类的病，我还常用李东垣的清燥汤。清燥汤这个方子很好用，可治疗糖尿病双下肢沉重乏力、进行性肌萎缩、下肢截瘫等，在疾病早期用它效果比较好。如果病人两条腿粗细不同，并且两条腿都乏力，用清燥汤治疗效果很好，还可加生龙骨、生牡蛎各 30 g。

再就是糖尿病自主神经病变，波及的系统不同，可见不同的症状。比如有一类病人，在安静状态下，突然间就心动过速，这是自主神经病变引起的，病人无法控制，叫静息性心动过速。祝师有一个方，叫降糖生脉饮，包含 7 味药：黄芪、生地、沙参、麦冬、五味子、山楂、天花粉，用治静息性心动过速，效果很好。

糖尿病自主神经病变还可以引起体位性低血压、胃轻瘫、没食欲。

这就很有意思了，低血压和胃轻瘫，这在现代医学中不是一个系统的病，但中医认为，它们都与中气不足有关。血压低了，实际上就是中气升不上去了。补中益气汤就可以帮中气升上去。还可以加麦冬、五味子，补中益气汤加麦冬、五味子，也叫清暑益气汤，治疗低血压效果挺好的。

如果病人大便稀、不成形，可用参苓白术散和香砂六君子汤合方治疗，很有效果。其实，虽然说是合方，但两个方子里的好多药都是重复的，所以最后方子也不太大。

六、杞菊逐瘀汤方证对应针方

前面讲过，杞菊逐瘀汤是重点治疗肾虚血瘀的，所以对应的针灸处方也要以肾虚血瘀为切入点。我常用这几个穴位：太冲、太溪、膈俞、照海、中脘、阳池、脾俞、三焦俞。前6个穴位我主要用针刺，脾俞、三焦俞我主要做灸法。

为什么我有时候用针，有时候用灸？这取决于病证的虚实。对于病证为虚性者，灸的作用好；对于经络不通，血糖利用过程中代谢不好者，针的作用好。我们在临床看病的时候，不是按照这几个穴位去针刺、去灸就行了，我们要明白其中的机制，这是祝师经常嘱咐我的话。祝师还说，要知其然，还要知其所以然。

选用这些穴位我是重点从中医的脾、肾、肝、三焦这几条经脉去思考的。灸的时候，我侧重于脾、三焦经。针刺的时候以肝、肾为主，尤其是肾，肾是我最注重的环节。如果结合现代医学对糖尿病的认识，我们还要考虑胰腺。中医的脾和肝的很多病症表现与现代医学的胰岛分泌不足、胰岛素利用度不好的表现很接近。另外，中医所讲的三焦，也包括了现代医学中胰腺的一些功能。

就糖尿病而言，施今墨先生特别提出了治脾的法则。施老说糖尿病多饮多食还消瘦，是因为血糖不能很好地被利用，造成这一现象的关键环节是脾。我的老师祝谌予先生则认为糖尿病的根源与肾关系特别密切。

我在继承两位老师经验的基础上，比较注重通调三焦。

1. 太冲、太溪

对于针方，和用药一样，我也喜欢从对穴的视角去理解和应用。太冲和太溪这组对穴，我最初是怎么想到用它们治疗糖尿病的呢？

病人高血压、糖尿病同时出现，这时就要在病机上找共同点。高血压、糖尿病的病机根源在哪儿？在肾。中医所说的肾的生理功能，比西医所说的肾的概念要广泛一些。比如说男性病人得糖尿病时间久了，因糖尿病本身和吃降糖药的副作用，会出现性功能下降。性功能下降在西医属于生殖系统，但在中医属于肾的范围。

高血压、糖尿病根源在肾，所以我在选穴的时候就以太溪为主穴，太溪属肾经，是一个很好的补充先天的穴位。而肝与肾之间有滋水涵木的关系。当肾虚了，不能滋水涵木了，就会造成肝脏功能偏亢，出现胰岛素抵抗等。糖尿病的很多临床症状都与肝经有热有关，所以这个时候要再加一个穴位——太冲。太溪、太冲，一个滋肾，一个平肝、清肝热。这两个穴位都是原穴。人体有 12 个原穴，这 12 个原穴中，有 4 个带"太"字，即太溪、太冲、太白、太渊。还有 1 个穴位带"大"字，即心包经的大陵。

高血压病人容易头晕、失眠，扎太冲、太溪这两个穴位就可以治疗。假设病人还有口干口渴、尿路感染，可以加照海、肝俞，这两个穴位对睡眠也有改善作用。

患有糖尿病、高血压的男性病人，有的还患有疝气。凡是见到既有疝气又有高血压的病人，我就用太冲和太溪这组对穴。针刺这两个穴位后，疝气的疼痛很快就减轻了。

曾经有一个病人来找我看高血压、糖尿病，同时疝气又发作了。我想，疝气时睾丸上冲，与中医的肾有关，就扎太溪；病在两侧，与肝经有关，就加太冲。结果刚针刺完，病人的疝气疼痛就消失了，一测量血压，发现病人的血压也降了。这是我发现的第一例太溪与太冲合用治疗高血压合并疝气效佳的病例。我有一个习惯，从来不把个案当个案，只要见到某一个案有效，我就要思考，它都有什么症状表现？症状的组合规律是什么？下次遇到同类的病人我就会再试试。太溪、太冲的使用便是如此，后来再用效果都非常好。有十几例病人的疝气都控制住了，治高血压的西药也停掉了。

2. 臑俞、照海

臑俞位于小肠经，是小肠经与膀胱经、阳维脉、阳跷脉交会穴。照海属肾经，与阴跷脉相通。这组对穴有疏通气血的作用，对糖尿病眼病治疗效果很好，这是我跟一位针灸老师学的经验，后来我在临床中体会到，这组对穴配上合谷效果更好。照海通阴跷脉，所以它对糖尿病外周血管病变导致的小腿麻木也有很好的治疗作用。

另外，我还喜欢用这组对穴配列缺，而列缺与照海又是一组对穴。什么情况下我爱加列缺呢？"头项寻列缺"，病人颈肩、后背僵硬不舒时加上列缺，效果非常好。

3. 中脘、阳池、脾俞、三焦俞

这一组对穴是从思考脾、三焦、胰、肾四脏合治得来的。这组穴位针灸同施，对糖尿病病人小便增多治疗效果很好。另外，对尿糖高、蛋白尿，这组穴治疗效果也很好。还有一个特别好的穴位——关元。配上关元施灸或温针灸，效果更好。

杞菊逐瘀汤证病人经常出现黎明前盗汗，这时灸筋缩和肝俞这两个穴位，可有效改善症状。

七、杞菊逐瘀汤证现代药理研究

我在临床喜欢用合方和对药，杞菊逐瘀汤也是几个方子的合方，它针对的中医病机是肾虚血瘀。甘油三酯高、高密度脂蛋白低时，这个方子非常好用。现代药理研究也有这样的发现，那就是糖尿病的脂代谢异常，主要表现在甘油三酯的升高和高密度脂蛋白的下降，可用血府逐瘀汤治疗。这是一种很有意思的对应。

糖尿病出现血脂异常时，现代医学一般采用降糖药加降脂药治疗。我们给病人用上杞菊逐瘀汤，配上相应的针灸穴位，就可以把降脂药减量。降脂药也有副作用。我的体会是，很多时候，降脂药降低了血液中的脂肪含量，却使肝脏中的脂肪堆积了。有一种他汀类的降脂药，有明显的增加肝肾负担的副作用，甚至会诱发横纹肌的溶解。如果合用中药，最终减去这类降脂药，那药物的副作用就小很多了。

但是我们不要骤停西药，一般而言，对西药，我都不主张骤停。我们可以先减一部分降脂药，降脂药少一点，降脂药对人体的副作用就少一分。

我在临床还有这样一个体会：杞菊逐瘀汤与当归芍药散合方治疗糖尿病肾病，不仅可以消除症状，还可以恢复肾功能异常指标。当然，两方合用的药理研究现在还不太多，这也只是我个人的经验。杞菊逐瘀汤本来就有当归、川芎、白芍，合当归芍药散，就等于是加上茯苓、白术、泽泻3味药，合方药味不算太多，还在15味药之内。

药理研究显示，血府逐瘀汤（杞菊逐瘀汤方中含血府逐瘀汤药物）还可以通过扩张血管，增加脑供血，促进神经细胞的修复，提高神经元细胞活力，从而起到改善睡眠作用。

而我在应用由血府逐瘀汤加减形成的杞菊逐瘀汤治疗糖尿病、高血压、失眠的时候，喜欢针刺以下几个穴位：内关、神门、大陵、三阴交、内庭、太冲。针刺这些穴位可以减少抗焦虑、镇静类西药的用量，效果非常好且副作用少。其中内庭和太冲相配，有一个特别的作用，那就是治疗多梦，效果很好。

我在临床中发现，经常吃镇静安眠药的人，神识往往有所降低。比如要拿杯子喝水，本来是想拿杯子，结果却拿杯子盖了，对于这种情况，血府逐瘀汤也很好用。你再一看病人的舌下静脉，如果是瘀阻的，别的证就可以不辨了，直接使用血府逐瘀汤即可。

只要舌下静脉瘀阻，就可以用活血药，一般效果都不会有大的偏差。对于舌下静脉瘀阻，有一个简单的辨识要点：如果中间两个大血管特别粗，一般都是大血管病变，如心血管脑血管病变；如果散在的小静脉成黑紫网状，大多是微血管病变。这个对应特别准确。

前面说过，高血压继发糖尿病，我现在临床常用的方子有两个：杞菊逐瘀汤、仙柏双降汤。两个方在临床应用时有什么区别呢？下一节我课给大家介绍。

第五讲 高血压继发糖尿病：
仙柏双降汤方证

高血压继发糖尿病的第二个方证是仙柏双降汤方证。中医讲究辨证论治，但对于先有糖尿病后有高血压的情况，只要病人出现了我今天所讲的对应症，仙柏双降汤都好用，且仙柏双降汤治疗早期的高血压继发糖尿病效果会更好。

一、高血压的病因病机

中医认为，高血压的常见病因有风、火、痰、虚、瘀。面对临床各式各样的高血压病人，怎样辨别其高血压的病因呢？

我在看病的时候，总喜欢找共性。近几年，我的几个学生在总结我的病例时发现，不管是哪种原因引起的高血压，发展到一定阶段（大概到中期阶段）时，大都会出现共同的病机——肾虚血瘀。肾虚为本，血瘀为标。血瘀常见的原因有三个：气虚血瘀、气滞血瘀、阴虚血瘀。三种血瘀的核心病因都是阴阳失调。

今天我重点给大家讲高血压继发糖尿病气虚血瘀这一证型，希望大家详细地了解、掌握，并在临床中掌握对应的治法。

二、糖尿病气阴两虚证详解

在糖尿病中，气阴两虚型最为多见，这是施今墨、祝谌予两代先师的经验。

1. 糖尿病"气虚"详解

气虚的概念太大了，如心气虚、肝气虚、中气虚、肾气虚……糖尿病的气虚血瘀，指的是哪儿的气虚呢？

我在临床观察中发现，糖尿病的气虚，主要指中焦的气化不足，即中气不足。为什么会中气不足？这个气到底指什么呢？

大家都知道，我们吃入体内的食物，先在中焦脾胃进行转化。转化过后，有用的营养被送到血液中，供全身使用；没用的糟粕，通过肾脏等排泄出去。糖尿病的病因，就是食物的转化、吸收、利用、分布、运输的环节出问题了，其中最核心的环节与肺脾肾和胰脏关系密切。

在肺脾胰肾的共同作用下，食物完成了消化、吸收和利用的过程。当这四个脏器功能动力不足时，我们就认为是气虚了。这里说的功能动力不足，是指中医讲的精、气、血、津、液，主要是精、津，不能全部被身体利用。

糖尿病病人的血糖为什么不能被全部利用起来？因为它提炼得不纯粹，所以不能被各个器官很好地利用，就像汽油不达标，不能被汽车所用一样。这些东西储存在血液里，积累到一定程度，就会溢到肾脏里，接着就从膀胱、尿道排出去。

有些人一看到小便多、尿频，就认为病人是肾虚。现代医学认为，血中储存的糖分过多，就会渗到尿里去，因为糖有渗透性的利尿作用。

一般而言，糖尿病病人只要小便频多，尿里就有糖分了。可能病人血糖没有高到一定程度的时候尿里化验不出血糖，但尿里含的糖分也要比常人偏高一些。

中医认为脾土有治水的作用。尿频、小便过多，说明脾土对肾的水液代谢的制约作用减弱了，也就是说，病人的多尿既和肾有关，也和脾有关。

所以，施今墨先生非常精辟地指出，糖尿病气虚证的出现，系脾失健运，精气不生，生化无源所致。我觉得这比传统的说法更细致了一些，传统的说法中，只认为多尿是肾虚了，施今墨先生却认识到是脾脏的气虚累及肾脏，才出现多尿。我在临床中也常本着补中气、健脾气、强健胃肠功能的原则治疗糖尿病的气虚之证，比如说见到乏力、倦怠、自汗就用生黄芪、生地、党参、麦冬、五味子等，都会有效。

2. 糖尿病"阴虚"详解

本病的致病因素是综合性的，尤其与情志不舒、嗜酒、喜食厚味有关，三者综合发病者较多。无论情志不舒、嗜酒、喜食厚味还是房劳，它们导致糖尿病的机制均为火炎于上，阴亏于下，水火不济。肾藏精，属水脏，为阴之本。真阴亏耗，水源不充，相火独亢，虚热妄炎，则耗损肺、胃（脾）、肾。热伤肺阴，则津液亏竭，敷布失职，渴饮无度；热伤胃阴，则消谷善饥，肌肤瘦削；热伤肾阴，则精气亏虚，固摄失权，精微不藏，尿频量多，或尿有甜味，最后损伤肺、胃（脾）、肾阴液而成本病。本病虽有热在肺、胃、肾之分，但其病机皆为阴虚燥热，病本在肾。即标虽有三，其本为一。

清代《沈氏尊生书》中也有这样的观点："阴虚者，肾中真阴虚也"。

综上所述，糖尿病的气阴两虚，是先天之肾与后天之脾生化功能不足，人体营养能量漏失过多所致。肾为先天，脾为后天，气虚以后天为主因，阴虚以先天为主因。

说到这里，大家可能就明白了，肾虚血瘀是高血压的核心病机，气阴两虚是糖尿病的核心病机。我们可以这样去理解，高血压能够继发糖尿病，是肾虚血瘀的高血压与气阴两虚的糖尿病二者之间交融的结果。我们有大量的临床事实可以证明，这种继发性转变是有规律的。

三、仙柏双降汤治疗高血压继发糖尿病经验分享

仙柏双降汤的双降指降血压、降血糖。它是由两个经验方合方而成的，一是仙柏降压汤，一是降糖对药方。仙柏降压汤由仙灵脾、黄柏、钩藤加补阳还五汤组成，治疗高血压效果很好。降糖对药方是施今墨、祝谌予两代先师治疗糖尿病气阴两虚证的经典方，由生黄芪、生地、苍术、玄参、丹参、葛根组成。

1.仙柏降压汤治疗高血压方证解析

仙柏降压汤的方药组成包括：仙灵脾 10 g，生黄芪 15~30 g，黄柏 6~10 g，钩藤 10 g，赤芍 10 g，川芎 10 g，当归 10 g，地龙 10 g，桃仁 5 g，红花 5 g。

（1）方证要点

仙柏降压汤不能通治所有的高血压，要抓住以下几点，应用效果才好。

第一，血压舒张压高，而收缩压高得不多，或者就在 130~140 mmHg 的临界范围，这是仙柏降压汤证血压的非常典型的特点。

如果收缩压和舒张压都高，仙柏降压汤也能用，但就得有所加减了。

第二，病人的舌头大多是胖大的，在舌体表面看不出瘀象，但舌下静脉瘀紫，舌质偏于淡白，或者淡嫩，有明显的气虚表现，是气虚血瘀证。

如果气不虚，阴虚，舌体就不胖大；如果气阴两虚，但气虚多于阴虚，舌体就胖了。这时，我们可以通过舌体胖大的程度来判断病人是偏于气虚还是偏于阴虚。舌体胖大，就是偏气虚；舌体瘦小或不胖，就是偏阴虚。

第三，脉也有特点，相对来说，气虚人的脉血容量高，血液里的水分多，脉大多是比较宽的，以沉弦为主，为什么沉弦？气虚，浮不起来。

还有一些或见证，或者叫兼证。比如身体某一个部位麻木、头晕、头痛，这种头晕、头痛有一个特点，那就是躺着、半仰卧位就减轻，站着、走着就加重。

很多高血压病人走路感觉脚底下没根，好像踩着棉花似的，这也是仙柏降压汤证的一个非常典型的特征。

此外，仙柏降压汤治疗脑血管病、半身不遂效果很好，尤其是左侧半身不遂。右侧半身不遂，我喜欢用血府逐瘀汤。

（2）加减法

高血压，如果头痛、头晕比较厉害，尤其头痛重于头晕的时候，有两个药很好用，那就是茺蔚子、蔓荆子。有一次我跟祝肇刚老师交流，他和我分享，说蔓荆子是一个治疗头痛的专用药，不管什么原因引起的头痛，不管是高血压引起的还是低血压引起的，不管是神经性的还是血管性的，都可以用蔓荆子。配上活血的茺蔚子，疗效就加强了。

遇到病人头脑昏蒙，比如病人说"我这脑子昏昏沉沉的"，或者说"我这脑子跟被箍着似的"，我常加两味药，那就是远志和菖蒲。头脑昏蒙从痰治，还可以加半夏、天麻等。

高血压病人常有心血管病变，这是一位学西医的好朋友告诉我的。他说在临床凡是遇到高血压的病人，尤其患病时间长的，都应该查心电图。高血压久了，一方面会出现脑血管病变，一方面也容易出现心脏病。后来我在临床中发现真的是这样，得高血压超过3年者，做心电图常常能发现阳性表现。

如果病人心脏不舒服，尤其是出现心绞痛的时候，有6味药好用：石菖蒲、郁金、丹参、三七、菊花、羌活。不适的程度不同，选用的药物也不同。如果是胸憋胸闷，用菖蒲、郁金。如果是心区刺痛，用丹参、三七。如果是前胸憋痛牵引后背，用菊花、羌活。如果这三种情况都有，就这6味药同时加上。关于这6味药的用量，丹参15~30 g；三七，如果用三七粉就3~6 g（冲服），如果用三七块就5~10 g；菊花、羌活一般是各10 g；菖蒲、郁金也是各10 g。

如果病人心绞痛，伴有早搏、心慌、心悸，感觉有时心脏跳着跳着，会"咯噔"停一下，这时候有4味药特别好用，那就是生脉饮加柏子仁。

如果合并冠心病，出现胸憋气短，加瓜蒌、薤白、桔梗、枳壳。瓜蒌用量可以根据大便的情况灵活调整，大便偏干者，可以用10~15 g，甚至30 g都没问题。薤白一般用10 g。桔梗千万不可以多用，一般就用3~5 g，桔梗用小量，让人的气往上稍微升提，然后配合枳壳往下一降，效果就很好。

高血压伴随心脏不好的人，常常出现下肢水肿。我们通常会用防己黄芪汤或者防己茯苓汤，用防己、茯苓、白术、五加皮、甘草这些药，下肢水肿消得特别快。一般下肢水肿我们要关注心脏；脸肿、上半身肿要从肾考虑。下肢水肿，有时还与下肢静脉血栓有关。

如果高血压病人出现了脑血管病后遗症——口眼歪斜，有两个药一定要加：僵蚕和全蝎。僵蚕一般用10 g，量没有什么太大的变化；全蝎的量就有变化了，一般情况下用3~5 g，用量不宜太大，如果病人口眼歪斜的同时还有心绞痛，全蝎的量可以用到10 g。这是李介鸣李老的经验。

高血压病人还容易出现腰痛、下肢乏力。如果单纯下肢乏力，可以加狗脊、桑寄生、川续断。如果既有腰痛又有下肢乏力，有4个药特别好用，就是祝师最常用的千年健、狗脊、功劳叶、桑寄生。狗脊可以用15~30 g，功劳叶是叶子，比较轻，一般不用太大量，10 g左右即可，桑寄生可以用到20 g。

高血压病人有时还伴有下肢静脉血栓。这类病人有一个典型的特征，膝下凉。所以，如果病人说两条腿凉，大家可以让他去做血管B超，常常会发现下肢静脉栓塞。但是出现这种情况，我们要格外注意，不能随意用活血药，因为他有血栓，如果用很多活血药使栓子脱落了，栓子再栓到别处就很危险。这时要用温药，如麻黄、桂枝、附子、细辛，用温通的方法将瘀血散开，这是我的一个经验。

如果病人下肢发麻，用豨莶草配鸡血藤，豨莶草一般用15~20 g，鸡血藤可以用20~30 g。配合药渣煮水泡脚，效果会更好。

如果病人言语不利、说话不清楚，有3个药特别好用，石菖蒲、蒲黄、白术。用白术是从脾考虑的，脾主肌肉，而舌头也是肌肉，为脾之所主。用石菖蒲、蒲黄温散活血的同时，再加上白术健脾，确实

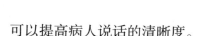

可以提高病人说话的清晰度。

再有就是老年性的退行性骨关节病，加骨碎补、川续断、熟地、细辛，挺好用的。

如果病人脚底有踩棉花的感觉，单用仙柏降压汤有的时候效果会稍微差一些，可以再加仙茅、木瓜、白术、熟地、山萸肉这5味药，从肾论治。

以上是我常用的关于仙柏降压汤治疗高血压的加减法。

2. 高血压继发糖尿病，仙柏降压汤如何加减

仙柏降压汤治疗的气虚血瘀型的高血压，有继发气阴两虚型糖尿病的可能，这时就需要以仙柏降压汤合降糖对药方治之。这两个方子合在一块儿也不大，十五味药，我们叫它"仙柏双降汤"。

气阴两虚型糖尿病最典型的特征是"三多一少"，即多饮、多食、多尿、消瘦。因为气虚明显，病人还有乏力症状。凡是见到有这些指征的糖尿病病人，加上降糖对药方，一般效果都很好。

如果用上了降糖对药，但病人血糖、尿糖改善不明显，怎么办？尿糖不降，可以加乌梅、天花粉；血糖不降，可以加白虎加人参汤，白虎加人参汤里有石膏，石膏能清热，还可以配合仙柏降压汤降血压。我治疗高血压的常用方里有一个三石汤：生石膏、代赭石、磁石，里面就有石膏。刚才给大家讲了，仙柏降压汤常用于治疗舒张压高、收缩压不高型的高血压，如果病人收缩压也高了，但符合仙柏降压汤的舌脉（舌体是胖大的、脉是沉细弦的），就用仙柏降压汤加30 g生石膏。此时代赭石等石头类的药都可以多用一点，用30 g也没问题。

如果病人饥饿感明显，加玉竹、熟地，一般各用到30 g，降低食欲效果很突出。

如果病人尿酮体不降，加黄芩、黄连、白术、茯苓；下半身瘙痒，加地肤子、白蒺藜、知母、黄柏。

另外，关于小便的问题，主要有三种情况。

第一是蛋白尿。高血压并发糖尿病的人由于肾虚血瘀、气阴两虚，非常容易出现蛋白尿。对此，一般我喜欢加上山药，目的是跟黄芪配成对药。黄芪配山药是施老最早发现的降糖对药，它不仅降血糖、尿糖，也能降尿蛋白。同时，还可再加 3 味药：益母草、白茅根、白花蛇舌草。加益母草、白茅根是祝师的经验，加白花蛇舌草是我从一个同道处学到的经验，白花蛇舌草降尿蛋白效果肯定。

第二是血尿。遇到血尿，就加四生丸。即：生荷叶、生地榆、生侧柏叶、生艾叶，一般是等量，都是 10 g。

第三是少尿。糖尿病病人不都是多尿，也有少尿的，这也是我们诊断糖尿病时的一个关注点。多尿补脾肾，少尿怎么办？用通利的方法，用车前子、车前草、旱莲草、萆薢、石韦等药。如果糖尿病病人出现少尿，这时候我们要特别注意，因为它往往是将要出现尿毒症的一个信号。我们要关注病人是否有水肿。前面提到，下肢水肿，可用防己茯苓汤、防己黄芪汤，如果全身都水肿，可以用八味地黄汤加防己，效果很好。

另外，我还有一些对化验指标异常的治疗经验。如果病人尿素氮、肌酐特别高，常常出现胃肠症状，主要是胃中的湿浊上逆，比如食欲差，恶心呕吐，或者吃一点就饱，一会儿就饿，这时可以用香砂六君子汤。祝师的经验是，香砂六君子汤和六味地黄丸合方治疗尿毒症效果特别好。我在临床中发现，如果是单纯的尿素氮、肌酐高，香砂六君子汤和仙柏降压汤合方效果也很好。

如果病人口臭，口臭带着尿味儿，舌苔又厚腻，有 4 个药特别好用：石菖蒲、佩兰、竹茹、旋覆花。经常 7 剂药还没吃完，病人口臭就好了。

以上是我用仙柏双降汤治疗高血压继发糖尿病常用的加减法。

四、仙柏双降汤病案及临证分析

仙柏双降汤，即仙柏降压汤与降糖对药方合方，是我在治疗糖尿病与高血压并见的过程中体会出来的。其实临床很多经验方，都是在为病人治疗的过程中发现的，发现之后反复应用、不断探索，就找到了规律。应该说，我已经找到了一些应用仙柏双降汤的规律。那么，我是怎么发现这些规律的呢？这就要回到一个案例上来。

我曾经给一位姜老先生治病，当时他 63 岁。我跟他很熟悉，因为原来我在跟祝师抄方的时候，他总来找祝师看病。这个老先生患有高血压，当时还没退休，每次都是特别难受了才来看病，然后吃 10~20 天的中药，症状缓解后就不来了，一直用西药维持着。

1999 年中秋节过后的一天，他来找我看病，说："你老师不看病了，所以我就找你来了。"我说："那您这次能坚持吃药吗？"他说："这次我一定坚持吃药，我退休了，我想把降压的西药减减。我今天来找你，想看两个毛病，一个是昨天晚上出现的一个症状，一个是现在高血压给我带来的新的不舒服。找你看病之前，我还想跟你讲点题外话。"我说："您说吧，先让学生给您量血压。"我在临床看病的时候，给病人量血压时通常会通过和病人聊天来分散他的注意力，这边我和他聊天，那边我的学生给他量血压，这时候的血压大多都比较真实。有些病人平时量血压不太紧张，但是一坐在大夫面前就紧张了，血压就会升高。

当时姜老先生的血压是 140/105 mmHg。很多时候，我给高血压病人看病都是先量血压，然后根据血压情况去寻证，这是我的一个方法。这个病人之前的高血压始终是收缩压不高、舒张压高，祝师基本都是用补阳还五汤加减治疗，效果都不错。这次他仍然是舒张压偏高，说明原来的气虚血瘀证还在。

　　我继续问："你现在都有什么不舒服？"他说："高血压给我带来的新的不舒服就是犯困。有时候说着话我就开始打盹了，其他倒没有什么特别明显的。我们家里人见我老犯困，说你怎么这么没精神……"

　　犯困也是气虚的表现，于是我就开始往气虚血瘀的仙柏降压汤方证方向去寻证了。

　　我首先让他伸舌头，看他的舌象。他的舌体是胖大的，舌两边有点紫。这个证型的高血压病人大多两边舌质是淡嫩的，不紫，而他出现了舌紫，是因为他高血压时间已经很长了，瘀象已经出来了。

　　一般来说，对于病机是气虚血瘀的病人，我都要看他舌下两条静脉粗不粗，若都粗，我首先考虑的就是大血管病变，比如心脑血管病变。

　　这个病人舌边紫暗，苔薄白，舌下两条静脉特别瘀紫，同时脉沉弦，不是那种很细的弦，而是比较宽大的弦，并且右大于左。舌、脉、血压、自觉症状都符合仙柏降压汤证，于是我将主方定为仙柏降压汤。定了主方以后，还要去探微，就是看他还有什么其他附带的症状。

　　施今墨先生、祝谌予老师两代前辈，看病的一个共同特点就是先确定主方，然后在寻证的过程当中决定加药和减药，这样就特别准了。主证准了，再把兼证找准了，基本上这个处方就十分对证了，这应该算施门辨证的一个特色。

于是我继续问，"你刚才提到的，你昨天晚上出现的症状是什么？"有时候，病人说过的话，他自己说过就忘了。医生如果觉得这个信息很重要，就要主动提问。他说："昨天晚上过中秋节，孩子们都回来了，吃饭的时间有点长，吃了两个多钟头，都吃到10点以后了，喝酒的时间长，喝的水也多，我昨天晚上就出现了新症状——夜里一个小时尿一次。"

我接着问他："你原来有过类似情况吗？"他说："原来有过，但跟这次不一样。原来就是当天晚上可能一两个小时尿一次，前半夜的尿多，到后半夜就没那么多了，就睡着了。可是这一次一整晚都这样，基本没怎么睡，到了白天困了该睡了，小便还这么多，我就觉得这是病了，有点害怕了，今天就赶紧来找你了。"

大家想，小便多，人会出现什么症状？倦怠乏力。一夜没睡觉，当然就没精神了。所以病人说话时一直强打着精神，老打瞌睡。

一般遇到新发的迹象，我会格外注意。他原来只有前半夜小便多，现在是整夜小便多，并且持续到白天。这是典型的肾气渐衰的信号。出现这种情况，如果不治疗，几天后也可能自愈。但终究是肾气渐衰的信号，即使过几天真的能够自愈，也不能放松警惕。

这时，出于职业敏感，我没有简单地见到小便多就加覆盆子、川续断、女贞子、枸杞这一类药，而是考虑高血压病人肾气虚可能发展成气阴两虚的糖尿病，而且小便多也是糖尿病的典型症状，于是我继续问："你查血糖了吗？"他说："血糖没问题，前一段时间查过，挺好的。"

病人和我是老熟人，我对他以往的病史比较清楚，我回忆他以前的舌象，以前他的舌质是淡嫩的，但现在舌质是紫暗的，这是体内有瘀的征象，那其他地方还有没有瘀象？于是我不自觉地看了看他的两个耳朵，发现他两耳的对耳轮干枯，虽然年龄大的人的对耳轮不会像年轻人的对耳轮那么润，但他两耳边缘的颜色也很暗，同样干枯没有光泽。肾主耳，双耳没有光泽，也和肾气渐衰有关。

　　于是我继续询问小便的情况："你除了昨天夜里尿多，最近几个月的尿量比原来的尿量多没多？"他说："多。"这就和耳朵干枯对应上了。我又问："你有没有注意现在小便的泡沫多不多？"他说："多，现在小便泡沫比过去明显多了。""你这小便的泡沫多了，尿味大不大？""你还别说，我只要晚上一吃油腻的，夜里的小便就有味，尿味就有点臭。"

　　我的经验是，当病人小便有味的时候，经常阴囊也是潮湿的，尤其是老年人，常有夜间盗汗。我就问他："你现在阴囊有没有夜汗？"他点了点头，有点尴尬，因为当时他的孩子们都在场。确认以后，他就感叹说："薛大夫你太厉害了。"我说："不是我厉害，这是我的经验。"老年人在睡觉的时候，只要阴囊潮湿出汗，耳朵就常常是干瘪的，这是肾阴虚的典型特征。

　　寻证到这里，我就建议他查一下血糖、尿糖，再一问，病人没吃早饭，这个时候是上午 10 点左右，他昨天晚上吃完饭时也是 10 点，相差 12 小时左右，查血糖、尿糖也还可以。一般我们第二天早上查空腹血糖会要求距离上次进食不超过 14 小时。老爷子挺坚持，他说："你不用查，我刚查过没几个月，血糖、尿糖都是正常的。"

　　我还是坚持让他查，检查结果显示空腹血糖 9.9 mmol/L，午餐后血糖 15.5 mmol/L，确诊糖尿病无疑。第二天早上空腹再查糖化血红蛋白，已经 7.7 % 了，说明这个病人患糖尿病最少几个月了。

　　几个月前他的血糖值是正常的，现在查才发现升高，说明尚处于糖尿病的早期，那我治疗起来就有信心了。于是我就给他开了仙柏双降汤。

　　在治疗的过程当中，我又发现了很多现象。他说近三四个月都是夜间口渴，大便原来是正常的，近两个月大便呈球状。你看，这和他得糖尿病的时间越来越吻合了。我时常这样讲，我们中医看病有时候和警察破案是一样的，要找证据，不要证据不足就仓促开方！一定要慢慢找。你找到的证据越多，方子开得越准，效果当然越好。

　　我问："你的精力有没有减少？"病人说："我乏力。"我追问："你是精力不足还是体力不足？"家里人就说，他最近几个月明显精力不足。他老伴儿补充道："他的精力不足我知道，薛大夫你放心，跟病没关系。"我说："那跟什么有关系？跟我讲讲。"她说："退休了，没活儿干了，他的精神就振奋不起来了。"当然，这也是个原因，但是病人自己说："我确实是感觉疲劳了，到家就觉得累了。"我接着问："那体重有减少吗？"他老伴儿回答道："您说对了，他最近这段时间瘦了四五斤。"

　　因为他得糖尿病时间不长，所以很多迹象，尤其是一些看似不显眼的细微的地方，都是气阴两虚的表现，而不明显表现为肾阴虚血瘀。之所以不明显，只是因为他认为自己年龄大了，吃不了那么多了，体力也没那么好了，所以并没太在意。但是在我们医生的眼里，这就是重要信息。我们不能简单认为这是衰老导致的，为什么他不从别的地方先老呢？为什么单从这处老？从这处老，就说明这个地方薄弱！薄弱的地方我们就要多关注。我们医生看病，即使确定了诊断，也还要不断地探微。

　　在这儿我给大家稍微回放一下，对这个病例，我的用方思路是怎么形成的。这个特别重要。临床经验往往不是一句话就能传下来的。比如我说仙柏降压汤治疗舒张压高型的高血压好用，只告诉你这一句，没告诉你其他的，你还是找不着头绪，到最后往往是遇到仙柏降压汤的方证也发现不了。所以，我特别愿意把我使用这个方子的指征、当时我脑子里是怎么想的等，不怕啰唆地讲给大家，希望大家能够掌握它。

仙柏降压汤证的舒张压高、收缩压不高不是绝对的，有的时候收缩压也会高，甚至高至 170 mmHg，那我们就要去调整方子。这个病人是比较典型的舒张压高，140/105 mmHg，我当然很快就想到这个方子。但是想到这个方子，也不能就凭这一个指征就去用这个方子，所以我就从病人舌头上找证据。

病人舌边从淡嫩变成紫暗的细微的变化，引发我去看他的耳朵。假设病人耳朵也瘀，但不干枯，我们就不能定肾阴虚，只能定为肾虚血瘀。但他的耳朵干枯了，耳朵的水分不足，是肾阴虚的表现。肾开窍于耳，有诸内必形诸外。

当看到一个老先生耳朵又干又瘪的时候，首先一定要考虑他是否肾阴不足，还要考虑有没有恶性病变。我前两天门诊看了一个老先生，耳朵干枯、发紫，耳部皮肤比正常皮肤黑得多。我就跟老先生说，你应该去做一个消化道的检查。为什么要查消化道呢？因为他口周也瘀紫，而口周跟消化道有关，检查结果出来后一看，是食道癌早期。

回到刚才的病例，姜老先生肾阴虚，所以出现耳朵干枯。接着，我就关注大便，大便干结如球，那也是阴不足的表现。而小便有泡沫，也是有用的营养物质能量丢失的表现。我再继续问他阴囊有没有夜汗。你看，问诊是一环扣着一环的，他阴囊有夜汗，并且还特别有味儿，跟小便有味儿就对上了……就这样一步步探微。

我有一个学生很聪明，当我问老人有没有阴囊汗出，有没有骚味的时候，他就知道我在考虑糖尿病了。我就给学生提出来："如果这个病人让你看，你会问他阴囊有没有夜汗吗？这个是关键。"为什么要问阴囊有没有夜汗？是因为看到了干枯的耳朵，为什么关注耳朵？是因为舌头上一些迹象的指示，一环扣着一环。

一个63岁的老人，肾气、肾阴都虚了，患上糖尿病，还有高血压，正在服用降压药。知道了这些，我们就要再深入、细化关注了。关注什么？糖尿病病人经常会出现性功能低下。有人会说，63岁了，男性性功能低下，也没有什么不对，当然，随着年龄的增长性功能会下降是正常的，但虽然不能跟年轻人比，63岁还是应该有63岁的正常性功能的。当尿里有大量的蛋白、糖时，说明肾阴丢失了，而肾阴不足，一定会影响到生殖之精，影响前列腺、睾丸的功能，故对此我们一定要关注。最后，我在问诊过程中核实了他的性功能最近半年确实是明显下降了，总归他的很多症状都是近几个月才出现的，而这些症状都是糖尿病早期的相关迹象。既然他的糖尿病是早期，当然就有逆转的机会了。

既已明确是高血压合并气阴两虚的糖尿病，我就考虑加上降糖对药方。病人大便干结如球，可以加上降糖对药方。方里的生地、玄参、丹参都是活血的、润通的药。他得糖尿病的时间短，我用上这些对证的药，效果一定不会差。

消瘦也是糖尿病的重要指征，于是我继续问他的体重，得知他体重减轻了四五斤。

说到这里，我要跟大家分享一个经验，当病人说自己体重最近减了的时候，不要轻信。体重的变化一定是以同一时间点用同一体重计测出的数据来对比的。一般来说，晚上的体重要比早晨空腹重一二斤。

如果他第一次的体重是晚上测的，后来的体重是早晨测的，那他的体重减轻就没有意义。查血压和血糖也是同理，血压要固定时间、固定血压表、固定胳膊测量，血糖则要在类似的饮食状态下查才有对比意义。这些细微的东西，对我们诊断疾病，判断药物疗效特别重要。

用仙柏双降汤的时候，我还有一个发现，那就是血压波动值的大小常常决定着疾病的预后。波动越大，疾病逆转的概率就越低。比如说这个人的舒张压，原来是 105 mmHg，用药后一下子就降到 80 mmHg了，过两天又一下子升到 110 mmHg 了，那这个人的病就不太好治。血糖也是同理，波动值越小越好。

让我特别高兴的是，在治疗过程当中，这个病人的血压波动值非常小，舒张压开始是 105 mmHg，往下降时降得不是特别快，先降到95 mmHg，然后降到 90 mmHg，过两天又回到 92 mmHg 了。血压的波动值很小，所以我信心十足。我当时还跟病人讲："你要听我话，我俩好好合作，别跟原来似的，吃个一两个月的药就不吃了。你要坚持好，争取把血糖控制下来。"我敢说这话的原因就是因为他的血压波动值小，疾病的预后好。他说："我这次当然会坚持，我退休了，有时间了。"

当时我给他开了仙柏双降汤，处方是：黄芪 30 g，生地 30 g，苍术 15 g，玄参 30 g，丹参 30 g，葛根 15 g，赤芍 10 g，川芎 10 g，当归 15 g，地龙 10 g，桃仁 5 g，红花 5 g，仙灵脾 10 g，黄柏 6 g，黄连5 g。14 剂。

病人两周后复诊，一进来我就感觉他精神状态跟上次不一样了，能看出症状应该是有好转了。他告诉我，原来夜尿四五次，最多的时候一小时一次，现在已经只有两次了。这是他肾气恢复的一种表现，因为中医认为夜尿偏多是肾气偏虚导致的。补充一句，病人说过夜间口渴，现在夜间口渴症状也明显减轻了。刚吃药的时候大便是两三天一解，现在已经每天一解了，大便情况的好转是因为生地、玄参、丹参、葛根、桃仁、当归等药物都是活血养阴的，当气血足了，肠道的濡润程度就高了。

病人初诊时血压是 140/105 mmHg，现在是 140/90 mmHg，空腹血糖 8.4 mmol/L，餐后血糖也降到了 11 mmol/L。血糖下降很明显。而且，这个病人没有吃降糖类西药。糖尿病初期病人还没有接受西药治疗的时候，我们可以先用中药治疗，观察一段时间，如果中药治疗降不下血糖，再结合西药来治疗也是可以的。

中医治病要注重临床症状的改善，只要临床症状减轻了，即使血糖没有明显的改善，我们依然可以效不更方，千万不要认为只有血糖下降了处方才是有效的。这个病人就是一个很明显的例子。

糖尿病是病情很容易反复的病。当你用一个方法治疗有效果时，下一诊继续用这个方子治疗，应该还有效。理论上是这样的，但在治疗过程中有诸多不可控因素。比如叮嘱病人严格忌口，但病人没忌口；再比如病人的药是在家里煮的，煮的时间不够长，放的水不够多；或者医生要求病人应该是在饭后半小时吃药，而病人却空腹吃了，空腹吃药胃会不舒服，胃不舒服血糖就会波动。糖尿病就是这样，任何不舒服都可能引起血糖的波动。

这个病人初诊的效果特别好，我就本着效不更方的原则，让他按照这个方子再吃一个月，结果病人吃一个月后来复诊，药效出乎我的预料，因为第一次有效，第二次却没效了。

同样的方子，为什么第二次吃没效？我就跟他细致地交流了一番。我看病特别注重细节，注重问诊。我们做医生的一定要学会交流，要在问诊过程中找出病人病情反复的原因，发现病人没有察觉到的一些症状。

病人有一段话给我提供了很重要的信息。他说："薛大夫，我也不瞒你，我在退休之前是有一些权力的，现在退休了没权力了，在家无所事事，我真的感觉很失落。"就这么一句"感觉很失落"，让我立刻注意起来，我立马细问："你感觉情绪失落了，有什么表现？"我要通过症状，来测知这些情绪影响到他哪儿了。

他说会莫名地烦躁，自己控制不住，睡觉也不好，夜尿又变成了四五次，甚至五六次。大家看，情绪的波动对糖尿病的影响是非常明显的。情绪不佳、睡不好觉、感冒、高血压的反复、肠胃不舒服等，都非常容易引起血糖的波动。

他的空腹血糖原本已经降到了 8.4 mmol/L，现在又升上来了，最高到 10 mmol/L，一般也是 9 mmol/L 以上。情绪波动了，夜里睡不好觉了，他的血压也开始回升了，并且从他的精神上看，他处于一种很严重的焦虑状态。

于是我说："姜老，你能给我讲讲你都焦虑什么吗？"他说："薛大夫，我觉得活着没什么意思了，退休了，人没用了，得高血压这么多年，又得了糖尿病。"

大家试想一下，这样的糖尿病病人，血糖值出现了波动，还能不能守方了？答案是，对有效的这部分，还要守方，不要大换，但是对病人新出现的症状，要有是症用是药。

我问他是否有其他症状，他说："心慌、心悸、胸闷、气短、肩膀、脖子、后背简直就像背着一大块石头一样沉重。""你后背这么沉，手有没有麻木现象？""有，左手发麻。"这又给了我一个信息，长期的高血压，加上几个月的高血糖，使得他的血黏度增高了，血流缓慢了，心脏的负担增加了，所以他左手麻木了。

说到这儿，我得问清楚是什么事造成他这样的。一开始他不愿意说，他老伴儿就在旁边说了一下。原来，前段时间有个老首长朋友到他家里，说最近心情不好，孩子考大学，成绩过了分数线很多，却没有被录取，比他分数低的同学反而被录取了。老首长就这么一说，也没有求他帮忙，可姜老是一个热心的人，想起自己原来的一个手下就在负责高校招生，就决定打电话问问。姜老很守规矩，也没想走后门，只是想问一下是怎么回事。没想到这个手下很冷漠，姜老碰了一个软钉子，心里很不爽，觉得自己没有让他违背政策，也没有让他犯法，就因为自己退休了，人家就不理自己了。

我认真听完后，和姜老说："咱们能不能换个思路来思考这个问题？人与人之间的矛盾很多时候来自误会。不是人家不帮您，也许是当时对方不方便，也许是这类事的处理政策现在有了新变化，但是他又不方便跟您解释。您说，有没有这样的可能？"

老先生若有所思。我又从办公室拿出一套《武经七书》送给老先生，这部书中介绍了怎么用人、怎么跟人交往等，有很多智慧。我跟老先生说："我的老师传给我一张方子，叫宽心汤，我把它加药里去。吃完我这药，再看看我给您推荐的这本书，您心情就会舒畅了。"最后，我跟他说："您退休了，以后咱俩就交交朋友，我好好给您保健身体，做您的专职私人保健医。"

没想到我这么一句安抚的话，老先生听后一下子就高兴了。他说："薛大夫，你知道我听你这话有多高兴吗？我在领导岗位时是有保健医的，现在退休了，就没有保健医了。没想到还能够遇到你这个级别的大夫给我做保健医。"

他这话明显有恭维的成分。其实，有时候人与人的交流往往就是一句话的事，当这一句话说到了对方的需求点，就好比是一把钥匙，就能把对方的心门打开了。当时老先生就站起来了，很兴奋，握着我的手说："薛大夫，感谢你。"他特真诚，我也特感动。

于是我就在仙柏降压汤的基础上，加入了宽心汤。这宽心汤的组成是什么呢？是党参、麦冬、五味子、菖蒲、郁金，这些药就可以让老人高兴。原来的方子治疗病人的血压是有效的，现在血糖有波动了，我就还继续用仙柏降压汤控制血压，把原方中的降糖对药方去掉，因为病人现在出现了情绪的波动，我就先安抚病人的情绪，情绪安抚好了，血糖自然会随之下降。

病人吃完 3 周药后，心情就很愉快了，他说："薛大夫，我回去这段时间别提多高兴了，我天天看你给我的这本书。这书我看得太晚了。如果我在职的时候看了这书，就能有很多方法去解决当时我解决不了的问题。我现在睡眠也明显改善了，心慌、心悸、胸闷、气短这些症状基本没有了，空腹血糖也稳中有降，现在是 7.8~9 mmol/L 了。"

我刚才说过，很多原因都可以引起血糖波动，找到了血糖波动的原因，针对病因治疗，即使不用降糖药血糖也会下降，所以针对病因治疗后，这个病人的睡眠特别好，夜尿也只有一两次，心慌、心悸、胸闷、气短也去了八九成。

症状减轻了几成？这是我看病时特别爱问的。临床中经常遇到这种情况，当我问病人"你睡眠怎么样"时，病人答"好多了"。我最不喜欢这样的回答。什么叫"好多了"？是睡觉时间长了，还是不爱醒了？所以我喜欢问："如果按十成算，你好了几成了？"量化很重要。

"睡眠好多了"这个答案太模糊了。其实我们中医看病，有很多东西是应该量化的，只有量化了，才能掌握如何在用药过程中把握病情。

这个病人心情很愉快了，我就把宽心汤去掉了，把降糖对药方又加了回来。继续吃了四个多月的药，病人的病症就都消除了，血压也稳定了，原来每天一片的硝苯地平改成每天吃半片了，降糖药也停了，餐后血糖 7~8 mmol/L，空腹血糖 4~6 mmol/L，基本在正常范围了。

祝师有一个经验，当血糖、尿糖控制满意了，就把汤药改成水丸。于是我在这个方子的基础上加减，每次给病人配两三个月的水丸，让他又吃了一年，现在他的血压基本正常，降糖药已经完全停了。硝苯地平隔一天吃半片，实际上硝苯地平已经只是一个心理安慰剂了，隔一天半片还能有多大作用呢？这么严重的一个患高血压七八年又继发糖尿病的病人，有这么好的治疗结果，我们都很高兴。

这个案例启示我们，糖尿病如果能早期发现，早期治疗，逆转的概率就非常高。

五、辨证施治的四种方法

中医看病是要以辨证为先的。现在一般中医都讲辨病、辨证相结合。传统中医的辨病是辨中医的病，新中国成立以后，中西医结合发展很快，辨病主要是辨西医的病。

辨证施治是中医的特色，但一说辨证施治，大家就会觉得很抽象，不容易掌握。为了方便临床应用，我把辨证施治概括为四法。如果按照我这四种方法去辨证施治，可能就容易多了。

第一种方法：辨证用方、辨病选药。中医看病，在有证可辨的情况下，一定要以证为切入点，这样对疾病的诊断才准确。比如说补中益气汤证，遇到头晕、气短、乏力、大便偏稀、解不干净等，就可以用补中益气汤。补中益气汤证对应的疾病可能是低血压、胃下垂、肾下垂等。在这些病和证之间，我们要找到一个连接点。

第二个方法：辨病用方、辨症选药。证不典型，但病的诊断比较明确的时候，我们可以采取辨病用方、辨症选药的方法。我上面所述的病案，用的就是这种方法。高血压确定了，收缩压不高、舒张压高，用仙柏降压汤；气阴两虚的糖尿病，用降糖对药方，这两个主方完全是辨病用方。辨病用方后，根据病人的症状来决定药物的加减。

第三个方法：专病专方。临床有很多专病专方。所谓专病专方，就是针对一个病共有的症状设的专方，非常典型。以糖尿病为例，凡是有"三多一少"症状的糖尿病，就都可以用降糖对药方治疗。降糖对药方就是专病专方。

第四个方法：观其脉证，随证用方。病虽然明确，但是证不典型，又错综复杂，证据不很全时，我们就有什么症用什么方。在施今墨先生所创造的医疗体系上，随症立方显示出了特别的优势。当然，这些方法都源于古人，我们只是在概念上用新的语言对它们进行了定义。

六、仙柏双降汤的现代药理研究

仙柏双降汤是我组的方子，还没有人对其进行药理药效研究，但组成仙柏双降汤的单方、单药的药理研究是有一些的。仙柏双降汤实际上含了一张古方——补阳还五汤，我们可以看一下补阳还五汤的药理研究。

我发现仙柏双降汤以后，见到气虚血瘀、气阴两虚的糖尿病病人，就喜欢用这张方。在应用的过程中我发现，仙柏双降汤不仅可以将血糖、血压降到让人满意的状态，还可以降低胰岛素的使用量。使用胰岛素泵的人，容易有肥胖现象。现代医学认为这是胰岛素抵抗造成的。对胰岛素抵抗造成的肥胖，这个方子也很有效。

现代药理学研究显示，补阳还五汤能增加剂量依赖性糖尿病大鼠的丙二醛水平，增强抗氧化作用，改善糖脂紊乱状态。这个药理研究正好跟我的临床经验吻合。我非常喜欢探讨现代医学的化验指标与中医临床症状的对应规律。

另外，很多糖尿病病人都有慢性炎症反应，比如泌尿系统的慢性炎症反应。药理研究显示，补阳还五汤可以降低炎性因子水平，抑制肾脏炎性损伤。同时，还能改善气虚血瘀大鼠的胰岛素抵抗，这一点与我对补阳还五汤临床应用的体会也是比较接近的。

我在临床还有这样一个体会：凡是血糖持续升高，怎么用药效果都不太好的病人，可以查查其血液流变学，大多数病人都会有血小板聚集和黏附值增高。补阳还五汤里当归、川芎、桃仁、红花、地龙这些药都有降低血小板聚集和黏附的作用，尤其是地龙，作用特别明显。一旦出现血小板聚集和黏附值增高，以上这些药用量就可以加大一点。反之，如果血小板聚集和黏附值不高，桃仁、川芎、红花这一类药的用量就应该小一些。

七、仙柏双降汤方证对应的针方

现代医学认为，胰岛功能在糖尿病中有重要的地位。我对中医的脾、三焦与西医胰岛功能加以参同，经常能找到一些对应关系。所以我就选了这么几个穴位组成针方，与仙柏双降汤对应：阳池、中渚、液门、关元、太溪、中脘、脾俞、三焦俞，这些穴位有双向调节血糖的作用；同时又配了曲池、臑俞、合谷、太冲。这两组经验对穴，可以调节血压的波动。

在之前姜老先生的病例中，有一段时间他的眼睛红肿，以我的经验，凡是眼睛的炎症、有眼睛红肿症状的疾病，就都可以针刺三焦经的阳池。给姜老先生针刺阳池以后，他眼睛红肿的症状很快就消了，而且血糖也下降了。

后来我屡次证实，治疗糖尿病，针刺三焦经的穴位有效。三焦经的阳池、液门、中渚，一经三穴，一同针刺，血糖一下子就下降了，对胰岛素抵抗的肥胖病人尤其明显。

另外，治疗胰岛素抵抗，我常用一对穴位：阳池、中脘。中脘位于中焦，是胃之募穴，除治胃病以外，对胆、胰、大小肠的疾患也有很好的治疗效果。阳池配中脘，再加上关元、太溪，这四个穴位，治疗糖尿病腹泻非常有效。糖尿病腹泻非常难治，当糖尿病病人有腹泻的时候，我对治腹泻比治血糖更加重视。

我常用这四个穴位配合三仁汤治疗肥胖型糖尿病，尤其是有胰岛素抵抗者，该法降血糖、减肥作用特别好。如果再加上灸脾俞和三焦俞，效果就更好了。

后背的腧穴，像脾俞、三焦俞，我一般不主张针刺，而是建议采用灸法，因为我认为对身体的阳经应该助阳。另外，采用灸法还因为背部的腧穴离脏器很近，如果针刺过程中稍微不慎，就容易伤及内脏。如果非针不可，比如说有疼痛等症状，要取穴准确，不要扎得太深。

另外，如果在后背能够找到阳性反应点，还可以不拘穴位。凡是病人背部有压痛、隆起、结节，摸皮肤有热的感觉的，我一般针刺；如果穴位是凹陷、麻木的，皮肤的温度低，我必施灸法。这都是治疗原则，也是我的一个经验。

在治疗过程中，病人如果有焦虑，我就加内关配建里。内关配建里治焦虑效果非常好，每次针刺完病人心情都会变好。尤其是建里或者内关有压痛、结滞时，效果更好。

情绪焦虑和糖尿病关系非常密切，并且焦虑引发的糖尿病比其他原因引发的糖尿病更难治。我现在在从针、药方面帮助病人，还是有一些心得的。但说实话，在跟病人交流时怎样抓住病人的心理方面，我还需要继续学习，所以我鼓励大家学一些心理学，这样有助于增加治愈糖尿病的可能性。

关于焦虑与糖尿病的治疗，我有哪些临床经验？在下一讲中，我将给大家做详细介绍。

第六讲　焦虑型糖尿病的治疗

我在临床中发现一个规律：焦虑或失眠的病人中有相当一部分有糖尿病早期的迹象，而且在我们发现的糖尿病早期病人中，焦虑病人所占的比重也是最高的。中医调治焦虑的方法，大多对血糖也有调节作用，因此我常以针药结合调畅情志的方法来降血糖。故焦虑和糖尿病可以说是一对互为因果的疾病。

当然，也不能一遇到焦虑病人，就问人家有没有糖尿病，还是要先发现一些依据，再让病人去做相应的检查，要不然就会给病人增加心理负担。一般在临床遇到焦虑病人时，医生说任何话、开任何检查，都要小心谨慎。有时看似很普通的一项检查，都可能导致病人出现紧张情绪。

一、焦虑型糖尿病特点

焦虑继发的早期糖尿病，并不一定有典型的"三多一少"症状。据我临床观察，焦虑继发的早期糖尿病主要有以下几个特点。

第一是面容憔悴。一般病人来了，我习惯先通过望诊判断他的年龄，比如说病人 30 岁，看上去也是 30 岁，那他患糖尿病的概率就小。如果他的面容是憔悴的，本来是 30 岁，看起来像 40 岁，我就会提高警惕。

这种憔悴常常伴随着精力不足。我们中医讲"肝为罢极之本"，当肝脏疏泄功能失调，肝藏血和调节情志的功能下降时，就容易精力不足，而且这种疲劳有时是阵发性的，状态一阵好一阵不好，状态好的时候就不那么疲劳。这时我们要注意病人的糖尿病倾向，警惕倦怠乏力症状，因为倦怠乏力是糖尿病的常见体征。

第二是生殖系统异常。女性会出现月经失调、闭经、性欲下降等，查性激素，容易出现性激素水平颠倒的检查结果——雄激素偏高，雌激素偏低；男性会出现性功能下降等。

在临床中我常常有这样的体会，比如一个人来看焦虑失眠，用所有的治失眠方法治疗效果都不好，这时候可以关注一下病人有没有腰酸腰疼、性欲下降等，如果有，我就采取以药测证的方法，加上一些温阳的药，不是附子、干姜、肉桂这类大辛大热的药，而是巴戟天、肉苁蓉、锁阳、川续断、桑寄生这些温润的药，如果加上后病人睡眠一下子改善了，那就说明他是容易患糖尿病的人群。

这一类人还容易有负面情绪，比如一件事可能有好和坏两种结果，病人总是往坏的结果上考虑，做事的兴趣点也低，甚至对吃饭也没兴趣。

我在治疗糖尿病时经常加一些温肾阳的药。很多人都认为糖尿病是热性病，为什么我还用热性药？因为这些病人有阳虚的特点，怕凉。阳不足的时候，用上温肾阳的药，血糖也会下降。

二、患糖尿病概率高的三类焦虑病人

1. 感觉焦虑型病人

第一类容易患糖尿病的焦虑病人是"感觉焦虑"的病人。这是我给定义的。

什么叫感觉焦虑？怕冷又怕热，既怕热闹还怕寂寞，人多了嫌乱，人少了又嫌冷清。这些不都是感觉吗？既不想跟别人交流，又怪别人不理解自己。总之都是这样的矛盾心理。或者吃饭的时候不想吃，到吃饭点不饿，没吃多少东西还老打嗝。一般经常打嗝的病人，如果打嗝与饮食无关，大多是有焦虑，并且这类人饭后胃不容易排空，表现在血糖上，就是餐后血糖偏高。

这类感觉焦虑的病人，用《黄帝内经》里的一句话描述，叫"肝脆善病，消瘅易伤"。大意是说，肝脏特别脆弱的人，就容易得消渴一类的疾病。这类病人，用小柴胡汤或膈下逐瘀汤治疗效果特别好。

2. 肠道敏感型病人

第二类容易患糖尿病的焦虑病人是肠道敏感的病人，比如肠易激综合征病人。病人有时会说自己既没吃凉的，也没着凉，却腹泻。其实，他的腹泻常常与情绪波动有关，比如不高兴了就大便偏稀。

这类腹泻病人还有一个特点，那就是爱出汗，常常胸、脖子以上出汗，下半身没有汗，或者身体前面有汗，后面没有汗，总之都是矛盾现象。另外还有个特点，那就是舌尖微红，上焦有热，舌尖红面积的大小取决于上焦的热有多少；同时，下半身怕凉，上热下寒。

如果这人还得过肝病，那诊断起来依据就更充分了。对这一类的病人，我喜欢用的方子是柴胡桂枝干姜汤。

这类病人也容易失眠。焦虑的病人不一定都失眠，但是胃肠不好的人确实容易失眠。胃不能排空，大便是偏稀的，睡觉的时候肚子老不舒服，自然会影响睡眠。但失眠不是主证，他的主证是胃肠症状，是经常不明原因地腹泻。

3. 容易紧张的失眠病人

第三类容易得糖尿病的焦虑病人的临床表现以失眠为特征，这类人有一个特点，就是特别容易紧张。病人舌头一伸出来，就不停地颤抖，这就是遇事容易紧张的表现。

这类人不仅精神紧张，全身肌肉也紧张，尤其是后背太阳经的肌肉，就像《伤寒论》中提到的"项背强几几"一样。"项背强几几"不同于"头项强痛"，"项背强几几"就是从脖子往下，华佗夹脊穴两边的肌肉都是僵硬的。

这类病人的情绪和身体都紧张，失眠主要表现为入睡难，容易惊醒，做惊险恐惧的梦。平时做事也容易瞻前顾后，拿得起放不下，什么事都愿意多做思考，念头只要进脑子就出不去。对于这一类病人，我常用柴胡桂枝汤治疗。

前面三种类型的焦虑，都可诱发糖尿病，也是糖尿病病人常常出现的三种焦虑现象。它们与糖尿病是一个互为因果的关系。糖尿病多由内伤导致，情志失调是糖尿病最常见的致病因素。并且，糖尿病不论是否为情志所伤，最终多能引发情志失调。

我在临床上使用柴胡剂加减治疗这三类焦虑病人效果颇佳，接下来与大家具体分享我使用柴胡剂治疗焦虑型糖尿病的心得。

三、柴胡剂治疗焦虑型糖尿病经验

1. 柴胡剂治疗糖尿病的依据

以柴胡剂治疗焦虑型糖尿病，在《伤寒论》中就可以找到依据。

首先，在第 96 条中，提到柴胡剂可以治疗"默默不欲饮食，心烦喜呕"。大家想想，默默不欲饮食，就是病人对饮食没有兴趣，这不是焦虑吗？甚至有的病人有一些抑郁，除了不想吃饭，还心烦、恶心想吐。不想吃饭却想吐，这也是矛盾，是感觉焦虑。

在第 96 条的或然证里，"或胸中烦而不呕，或渴"，病人不恶心、不想吐，但口渴，口渴也是糖尿病的症状。

其次，是第 230 条，"阳明病，胁下硬满，不大便而呕，舌上白苔者，可与小柴胡汤。上焦得通，津液得下，胃气因和，身濈然汗出而解。"

"阳明病，胁下硬满，不大便而呕"，又给了我们一个提示，这一类病人的大便有一个特点，叫"不大便"。"不大便"和"大便难"不是一个概念，"不大便"是不去大便也没有太多痛苦。病人不大便，那他吃的东西去哪儿了？试想一下，他不大便自然就没有食欲，"默默不欲饮食"，最后就成为"舌上白苔者"，这一点与焦虑型糖尿病病人的症状极为相似。张仲景告诉我们，在这个时候可以用小柴胡汤。

后面有几句话非常重要，"上焦得通，津液得下，胃气因和"，上焦是肺，中焦是脾胃，下焦是肾。当上焦不通畅，热就炎上了，上面的津液自然就不够用了，然后就出现了口干、口渴。如果大便下去了，胃气就可以和了。胃不和，就是胃不和降。

这类病人有一个特征，那就是身上汗少，但是用了小柴胡汤以后，他会出汗，出完汗一下子就舒服了。汗出来了，胃和降了，大便通下去了，就可以畅达三焦，"津液得下"。糖尿病就是一个津液失于敷布的病。口干、消瘦、大便偏干、小便频多，都是津液失于敷布的症状。

张仲景通过《伤寒论》第 96 条、第 230 条告诉我们小柴胡汤可以治疗焦虑和糖尿病两个病。虽然是两个病，但是属于同一个方证，这就是中医的神奇之处。如果以一般思路治病，糖尿病有糖尿病的治法，焦虑有焦虑的治法，这个药怎么开？如果你用的药里这个是降糖的，那个是治焦虑的，药物可能就会有矛盾，比如很多治焦虑的西药对肝脏是有损伤的。这时候用我们中医的方法，就可以把两个病都兼顾，放在一起去治疗，用药不会矛盾，因为在中医的概念里，焦虑与糖尿病有着同样的病机。所以我们在学中医的时候要懂病的概念，更要懂病机的概念。

小柴胡汤和胃气，畅达三焦，可以调节全身的升降功能，这是用小柴胡汤治疗糖尿病的原因所在。

施今墨先生治疗糖尿病就特别强调中焦脾胃的升降作用。他说："水升火降，中焦健旺，气复阴回，糖代谢即可恢复正常。"这句话就是说，中焦是水升火降的中枢，中焦健旺了，气、阴恢复了，血糖的代谢就正常了。所以施老特别强调，糖尿病病程进展中，脾气虚是一个关键的环节。水升火降，就是阴升阳降，糖尿病本质上就是升降失调。脾胃、肝、胰这些脏器分泌各种酶助消化，把有用的东西利用起来，不就是升吗？把身体的糟粕的东西排泄出去，不就是降吗？该升的不升，该降的不降，浊废的血糖就会在血液中稽留。

升降环节的问题出在哪儿？出在中焦。中焦是三焦的枢纽，中焦不畅，则三焦不畅。施老在一篇文章里还提到过，柴胡剂里的柴胡、黄芩是调升降的。肝升于左，用柴胡疏肝郁；肺降于右，用黄芩清肺热。一升一降，就能够调节升降。柴胡剂有这个调节升降的作用，当然也就能够治疗糖尿病了。

糖尿病病人经常出现上热下寒。上面爱出汗、爱长口腔溃疡，女孩子爱长疖子、爱长痤疮，但脚是冰凉的，这是为什么呢？因为中焦不通！张仲景在《伤寒论》中就告诉我们了，用小柴胡汤可以解决津液上不来的问题。为什么会脚凉呢？因为阳气下不去，而小柴胡汤就可以让阳气下去。

现在很多人都认为，小柴胡汤是一个和解剂，我认为，除了和解剂以外，它还是一个升降剂，可以调节升降。

从 2000 年到 2018 年，在这 18 年的时间里，我在临床观察了 205 例早期发现糖尿病并且是小柴胡汤证型的焦虑病人，用小柴胡汤治疗，疗效确实特别好。只要是感觉焦虑的病人，不管是先有焦虑，还是得糖尿病后出现焦虑状态，柴胡剂都好用。

2. 小柴胡汤方药解析

接下来，我把自己对小柴胡汤方药的理解跟大家做一个分享。当我们要用这个方子的时候，我们必须要了解这个方子的组方机制，药与药之间的关系，以及方证中每一个证与每一味药的对应关系。"口苦、咽干、目眩"是小柴胡汤的主证，但具体哪些药是治疗口苦的，哪些药是治疗咽干的，哪些药是治疗目眩的，都应该寻找出对应关系。

我受施老与祝老传承的影响，喜欢研究对药。我在研究经方的时候，几乎每一个方子都是从对药入手。今天我就从对药的角度讲一下我对小柴胡汤中 7 味药的理解，以及它们在治疗糖尿病中的具体作用。

（1）柴胡、黄芩

柴胡、黄芩是一组对药，它们的第一个作用就是解热退热，用得好的话，可以达到覆杯而愈的效果。

发热有两种：一种是体温升高，一种是病人自己感觉发热。柴胡、黄芩适用于治疗以下四种发热。

1）往来寒热。"往来"是指发热与恶寒交替出现，而且中间有停歇。发热可以是感觉上的，也可以是体温确有升高，但必须是交替出现的。如果发热、怕冷同时出现，可能就需要加药。另外，小柴胡汤也可以治疗其他交替出现的症状，将来大家在临床看病时，遇到凡是有交替出现的症状的疾病时，都可以考虑用小柴胡汤。

2）潮热。潮热是指发热有一定的时间规律，或者在一定的时间内热势更甚，像潮水一样来去有时。比如一到晚上就发热这种定时发热的，柴胡、黄芩这组对药也好用。

3）身热，手脚却不一定发热，有时候可能还觉得发凉。这种身体广泛发热的，柴胡、黄芩可以治疗。柴胡、黄芩还可以治疗长期低热不退，效果也很好。

4）继发性发热。比方说外感病治愈后又出现发热，重复感冒发热。其他病后出现的继发性感染，比如扁桃体炎、肺炎发热等。很多脑血管病病人在住院期间出现继发性发热，用柴胡、黄芩组方（比如大柴胡汤）治疗效佳。

高血糖病人常自觉燥热，上半身出汗。柴胡、黄芩这组对药正好可以解热退热。另外，小柴胡汤的发汗作用，重点在于姜、枣与柴胡的合用。

柴胡、黄芩的第二个作用是治疗口苦。柴胡、黄芩可治疗口苦，如果口苦的同时还有咽干、口干的症状，治疗效果会更佳。如果只有口苦，没有口干、咽干，有的时候用柴胡、黄芩效果并不好。

柴胡、黄芩的第三个作用是解郁。这个郁是胆气不决导致的焦虑、抑郁。焦虑了，津液就不足了；津液不足了，就有热，有热就烦。对于这种郁，柴胡、黄芩是很好用的。80％以上的糖尿病病人在刚被诊断为糖尿病时都有焦虑情绪，谈糖色变，觉得自己得了糖尿病，一辈子都好不了了，但两三年后，就渐渐放松了。糖尿病早期有焦虑倾向时用小柴胡汤治疗，效果非常好。

柴胡、黄芩的第四个作用是调升降。柴胡、黄芩这组对药是小柴胡汤调节升降的核心用药。

（2）柴胡、半夏

柴胡配半夏有促进人体消化功能的作用，使该吸收的被吸收，该利用的被利用。比如说有的人早上起来打嗝，闻到的还是昨天晚饭的味道，这样的人消化功能不好，用柴胡配半夏治疗，效果非常好。因此，柴胡配半夏治疗口臭、糖尿病效果都非常好。糖尿病病人非常容易出现"胃轻瘫"，就是胃排空缓慢，柴胡、半夏正好可以解决这个问题，机制就是它们能够推动、鼓舞消化功能正气的恢复，能够散肠胃中的结气和饮食积聚。柴胡、半夏合保和汤，对频繁感冒、经常消化不良的病人，尤其是小孩，治疗效果非常好。

饮食积聚，有两层意思：第一是胃肠道食物残渣积聚，往下排得慢；第二是食物化生后，不能被人体所用，仍然储藏在血液里，成为饮食精微的积聚，表现在血糖上就是餐后血糖容易高，但空腹血糖不太高，这时候用柴胡、半夏治疗效佳。

有人说半夏太燥了，而糖尿病病人阴不足，所以不能用半夏。其实，阴不足的原因是代谢不好，废物堆积得太多，我们把废物排出去，就可以推陈生新。有是证用是药，只要有半夏的指征，我们就可以用半夏。半夏的指征是什么？首先就是舌苔白满，凡是这类病人，必须用半夏。正如《伤寒论》第230条所讲，"舌上白苔者，可与小柴胡汤"，小柴胡汤主要靠半夏这味药去舌上白苔。

（3）半夏、生姜

第三组对药是半夏配生姜，小柴胡汤喜呕、恶心的适应证，与这两味药是对应的。半夏、生姜在外可以散风寒，尤其是生姜，在感冒初期症状很轻的时候，如果手头没有麻黄汤和桂枝汤，就用姜、枣煮水，效果也不错。半夏配生姜在内可以恢复脾胃升降之功，止呕健胃。小柴胡汤治疗胸胁胀满，胃气不降，这两味药是关键的药，配上柴胡、黄芩，这四个药合在一起，效果就更好了。

柴胡、黄芩舒利、清解肝胆的郁热，作用于胸胁。所以胸胁有病就可以用柴胡、黄芩作为引经的药。柴胡、黄芩推陈出新，负责把体内稽留的邪气排出去，配以半夏、生姜助力，四药合用，就能散心腹肠胃中的结气、饮食、积滞，让身体洁净平安。现在有一种新说法，认为糖尿病是肠道菌群失调引起的。这4味药合用，确实有调节肠道菌群的作用。我在临床还有一个发现，当病人说胃胀的时候，如果触诊两胁有条索或硬结，用上这4味药，再加上天花粉和牡蛎，条索和硬结很容易就消了。在糖尿病病人当中，这种事情很常见。

有意思的是，如果摸到病人肚子板硬了，就不用问大便了，肯定是有宿便了。硬结常常和宿便有关系。

人体内饮食积滞、寒热邪气，须从肠道排出体外，就是仲景说的"胃气因和"，胃气以降为和。中医还有一句话："胃不和则卧不安。"很多人将之简单理解为"胃不好的人就睡不着觉"，其实胃不和是指胃气不降，胃气不降就睡不好觉。

（4）人参、大枣、甘草

最后一组药是人参、大枣、甘草。这组药的作用是助力、扶正，扶正才能驱邪，它们可以助力柴胡、黄芩驱邪外出，助力柴胡、半夏恢复脾胃功能。小柴胡汤可以治疗半在表半在里的疾病，人体的正气相对不足了，病邪才有可能半在表半入里。糖尿病病人也是这样，常有倦怠乏力之症，得病的原因是中焦胃气不健。此外，张仲景说："见肝之病，知肝传脾，当先实脾。"若病人肝不好，我们在调节的时候，就需要加强对脾脏正气的培护。

中医有一句话叫"四时百病，胃气为本"。凡病证中有见胃肠症状者，张仲景都有保胃气为要的治略。我在看病的过程中，不管什么病，都会多问几句："你吃饭好吗？吃饭香吗？睡觉好吗？"即使方子开完了，我也会再加一两味健脾胃的药。一般来说，我所开的方子最多不超过16味药。当我把方证对应准确了，我的方子药物已经10味以上了，这时候我就要关注脾胃了。但是治疗糖尿病病人，健脾胃时我一般不用大枣。

现在的医生中用人参的越来越少了，大家都认为用人参病人容易上火，是不是这样呢？如果用得不对，病人确实容易上火。人参是治疗气津不足的圣药，如果糖尿病病人津液不足，脉是沉细的，用上人参一般也不会上火。尤其小柴胡汤证，脉浮，有点弦，按时稍微用点力就空了，中取、沉取都无力，这时候人参一定得用。

糖尿病病人如果脉很有力，就不要用人参了，但津液还不足怎么办？这时，我喜欢用沙参或西洋参。有的时候虽然病人气虚，但是脉又不是特别无力，我会用党参，有的时候用太子参，这些药都是参类的，都有补气的作用。

这就是在临床应用方面，我对小柴胡汤中这几味药的理解。

3. 小柴胡汤治疗糖尿病实例分享

下面我给大家讲一个案例，看看我在治疗糖尿病过程中是如何诊断小柴胡汤证的，又是怎样进行加减的。

这是一个妊娠期高血糖继发糖尿病的医案，病人十分焦虑烦躁、心慌心悸。病人 38 岁，来找我看病的时候，发现高血糖 5 年余。她 32 岁怀孕 30 周时，发现妊娠期高血糖，后来通过胰岛素治疗，小孩总算生下来了，剖宫产一女，孩子体重 8.5 斤（足月）。

在这个病例里面，我特别记录了小孩的体重数字。女性生小孩，小孩体重 6~8 斤是正常的；大于 8 斤、小于 6 斤都会有对应的问题。这个女性生的孩子是 8.5 斤，只是稍微超出了正常线，但这也给了我们一个信号：这个母亲的糖尿病逆转率可能比较高；如果生的小孩是 9 斤，糖尿病逆转率就要低一些了。其实不仅是小孩，大人体重过重也是这样的。

通过治疗，这个女病人病情还算稳定。但是因为工作的压力特别大，用药的效果就越来越不好，可能是对药有一定的耐药性了，也可能是因为患病时间久了，就有一些放松了，在工作上就不知道节制了。人到了三十几岁时，职场上压力很大，竞争很激烈，因为危机感，就常常拼命地工作。其实在某种情况下，过于疲劳，自然就伤肝，"肝为罢极之本"，他们拼命地去工作，体力达不到就容易烦躁，这种烦躁，会加大糖尿病的发生概率。

这个病人来找我的时候，说道："我这次来，重点看心烦、不自主发热和口渴喜冷饮，血糖就这样了，不行就打胰岛素。我现在特别烦，没法儿工作，在单位没法儿发脾气，就常常回到家里发，发完脾气就疲惫不堪。"明眼人一看就明白，显然，这个病跟中医说的肝关系很密切。

这里突出了一个"烦"字，病人烦躁、不自主发热，是因为内脏有热，内脏有热，病人就容易发火。这时我马上想到了小柴胡汤方证。

用柴胡剂我最爱问的是大小便。小柴胡汤方证的糖尿病，大便有这样几个特点：大便偏干，两三天不解；或者大便又干又稀，结溏交替出现。但凡出现这种大便，还有烦躁，我就用柴胡、黄芩。用不用半夏，取决于舌苔。如果舌苔是白满的，大便是偏干的，半夏必用。

这个病人尿少而频，大便 2~3 日一行，需借助芦荟胶囊通便，又心烦，爱发脾气，脉弦，我让她躺下，进行触诊，发现她右胁下有微结。她的空腹血糖波动在 8.5~11 mmol/L，偶有尿糖（＋~＋＋），餐后血糖 15~17 mmol/L，糖化血红蛋白 8.2 %。脉浮中带弦，沉取力弱，尺脉沉微。

脉浮弦，是小柴胡汤的典型脉证。肚子板硬，是小柴胡汤的典型腹证。如果看病的时候，发现一个女孩子肚子是板硬的，不管什么病，都可以用小柴胡汤。我当时开了这样一张处方：柴胡 10 g，黄芩 10 g，乌梅 10 g，天花粉 30 g，生晒参 15 g，云苓 15 g，半夏曲 10 g，鲜姜 10 g，白芍 20 g，生甘草 6 g，生牡蛎（先煎）15 g。14 剂，水煎服。

她吃了 14 天药以后来复诊，我首先就问她心情怎么样，她说心情好多了，不那么烦了。

这是我最爱关注的，我给自己诊病制定了一个标准：凡是找我来看病的，我都要从六个方面入手，让病人吃喝好、睡眠好、心情好、二便好、气色好、体态好。因为这六点与生活特别密切，吃了我的药，只要有一点好的转变，我就有信心，就从这一点切入。

柴胡剂有明显的解郁作用，我就问她心情好些没，她说好了很多，不但心情好了很多，而且原来发完脾气后死不认错，现在发完脾气后能静下心来自我反省、检讨。这是一个很大的转变，家人和朋友都觉得她变了一个人似的。伴随心态的转变，她发脾气后的疲惫感也改善了。大家说，为什么疲惫感改善了？因为脾主四肢，脾主肌肉，脾的健运功能恢复了，疲劳自然就改善了。

她说让她最舒服的是大便改善了，她再也不用吃芦荟胶囊了。大家可以看到，这个方子里并没有通便的药。她为什么心情好了？为什么大便舒服了？因为这些症状都是有连属的。最有意思的是她口不那么渴了，津液开始上下通畅了。这就是张仲景所说的"上焦得通，津液得下"，津液得下，大便就通畅了。"胃气因和"，口渴亦随之减轻很多，且饮后渴止。所以说，经典的东西确实很有意思。金方书院傅延龄院长曾跟我说，古文，我们要一个字、一个字地琢磨，往往三五个字、十几个字后面深意无穷。

我们怎么知道方子用准了？一是症状改善了，二是化验指标改善了，三是病人未出现任何不良反应。回到这个病例，病人近一周查空腹血糖 2 次，分别为 7.5 mmol/L、7.1 mmol/L。这里面血糖指标有两点变化，第一是指标下降了，第二是波动峰值较前缩小了，只有0.4 mmol/L 的波幅。糖尿病病人血糖波动峰值越小，可逆转概率就越大，这是规律。

大家想一下，大便通下去了，心情舒畅了，病人的肚子是不是就应该变软呢？所以这个时候就应该触诊，摸摸病人的肚子，触诊的结果是，这个病人的肚子确实变松软了。有人说中医抽象，摸不着看不见。但我认为中医四诊是摸得着、看得见、问得准、闻得到的。

效不更方，用这个方子加减微调半年左右，病人血糖基本为5.3~6 mmol/L。这时候还有一个关键的点，血糖下降了，西药怎么办？现在有很多人说，你吃了我开的中药了，也针灸了，西药就可以停了，但我告诉大家，这样做万万不可。因为服用西药一年以上，一般就会对药物产生依赖，停服会出现反弹。这个反弹会让病人信心大减。

我们减西药有三个方法。第一个方法，随着治疗指标的下降，缓减。比如说胰岛素，以前空腹血糖是 12~15 mmol/L，现在是 8~12 mmol/L，我们就减两个单位，等血糖再低一些，就再减两个单位，要缓缓地减量。第二个方法，看是否出现低血糖症状，很多人吃着中药，还吃着西药、注射着胰岛素，频繁出现低血糖，那就要减西药。但这时候减西药，要缓减，减得越缓越好。比如说格列吡嗪片，原来是每次服用一片，那现在就逐渐递减，每次减 1/3。减得越缓，病的反复性和波动幅度越小，停药的概率就越高。第三个方法，如果餐后血糖、空腹血糖有一个已经正常了，就一定要减西药，并且可以减得快一点儿。

这个病人，最后症状消除了，胰岛素用量也由原来的每日 46 IU 减至每日 12 IU。这时候还不能完全停服西药，所以又继续治疗了七个月，终于把胰岛素停掉了。

胰岛素不是绝对撤不掉的，这个案例就非常典型。我一开始就告诉过大家，类似这样的案例逆转概率是非常高的。

胰岛素慢慢减下来、停掉后，这个病人的空腹血糖平稳地维持在正常范围内，唯餐后血糖仍在 10 mmol/L 左右。根据祝师的经验，空腹血糖和餐后血糖只要有一个正常了，就可以把汤药停掉，改配丸药，一次 10 g，一日三次。丸药方子怎么开？把汤药处方扩大三倍量配丸药即可。

后用原方配用水丸巩固疗效，至今西医检测指标均正常。停用中药观察半年，也未见糖尿病相关症状和检测指标出现反复。直到现在，这个病人的血糖也只是在偶尔出现一些其他病时有一点波动，比如感冒发热时血糖高一点，病好了血糖值就又正常了。

这是我很得意的一个案例，前后大概治疗了两年的时间。

我再给大家讲讲加减法。如果是《伤寒论》的方子，我加减用药的首要原则就是按照原文加减法用药。如果病人出现了原文中的加减法部分的症状时，你不要自创方子。因为《伤寒论》中的这些记载是经过大量实践验证出来的，照用就很有效，这是我深有体会的。

在《伤寒论》第96条中，"若渴，去半夏，加人参，合前成四两半，栝蒌根四两……"有人说，糖尿病病人容易口渴，你再加人参，那上不上火啊？不会的，因为人参大补元气，止渴生津，它是生津液的药。口渴，加人参、天花粉，这是张仲景的加减法。

上面这个病例中，因为病人口渴，且有气津不足指征，我就把人参加到了15 g，人参的量大于柴胡，同时加上了天花粉。在全方中，人参的功用有三个：一是加快人的体能恢复和增强营养能量的充分利用；二是增强诸药的正能量；三是健脾益气，使津液得以运化敷布。

"若胁下痞硬，去大枣，加牡蛎四两"，所以我把大枣去掉了，把牡蛎加上了。"若心下悸，小便不利者，去黄芩，加茯苓四两"。我这方子里没有去黄芩，但加茯苓了。为什么？因为病人没有胃怕凉的现象，所以我就没有去掉黄芩。因为病人有心慌心悸，尿少还频，所以加了茯苓。

我还加了乌梅10 g。乌梅、天花粉是施今墨先生的一组对药，来源于一个古方：梅花取香汤。现代药理研究证实，梅花取香汤有明显的降血压、降血糖作用。当高血压、糖尿病病人有口渴、口干症状的时候，这两味药特别好用。

方中之所以没有去半夏，是因为病人大便不畅，舌苔白满，中焦有郁滞。

4. 小柴胡汤治疗糖尿病的方证特点

总体说来，我用小柴胡汤治疗糖尿病有五个关键点。

第一：胁下、脘腹板硬，这是和柴胡桂枝干姜汤证相同的指征。

第二：舌苔白满。如果舌边尖红、舌苔很薄，用小柴胡汤效果不好。柴胡的量也是很有讲究的，如果病人总感觉烦、感觉热，总想跟人打架，柴胡的量就要大一些；如果他不那么烦，柴胡的量就可以小一些。还有，柴胡用于升提的时候量要小，在糖尿病中，病人口干，津液升不上去时，柴胡的量要小。柴胡用于升，非轻不升，这时候我一般用3~5 g，加上党参、麦冬、五味子、葛根来生津液，或者加天花粉等。最后，还可以看脉，看脉是浮弦还是沉弦，浮弦是降不下去，那么半夏、生姜的量可以适当增大，如果还降不下去，可以再加点熟川军。沉弦，是升不上来；浮弦，是降不下去。升不上来，柴胡的用量一定要小；降不下去，柴胡量可用至15 g，因为柴胡有推陈致新的作用。以脉沉弦或浮弦来决定柴胡的用量，这是我的一个心得。另外，还有的病人是两关脉单侧或双侧略大于尺脉和寸脉，这也是柴胡的适应证。

第三：咽干与口渴同时出现，大便或结，或结溏交替。

第四：伴有高血压、高血脂，如兼见一症以上者，均可以小柴胡汤随症加减，小柴胡汤有很好的降脂、降压作用。

第五：病人的情绪喜怒无常，交替出现，高兴的时候就认为谁都好，不高兴的时候就认为谁都不好。这类病人常常有寒热交替现象，他的喜怒无常和寒热交替常常是对应的，如果两个都有，那用小柴胡汤治疗效果别提多好了。

表里同见、上下同见的病，都可以用小柴胡汤，它是一个调和矛盾的调节剂。

什么叫表里同见？在外，浑身疼，后背特别沉；在里，胃不舒服。这就是表里同病，可以用小柴胡汤。如果后背特别难受，还可以加桂枝、白芍。

上下同见的病，比如上热下寒，这种上下的矛盾，用小柴胡汤也有效，还有我之前讲的"感觉焦虑"，想跟人家交流，又怕环境热闹，然后在交流过程当中，人家把他的问题解决了，他就没耐心再听别的了。这些都是我用小柴胡汤治疗糖尿病的特点、指征。

5. 小柴胡汤治疗焦虑与糖尿病方面的现代研究

（1）小柴胡汤缓解抑郁、焦虑的药理研究

我们说，小柴胡汤是一个解郁剂，中医临床和现代药理研究已经证实了这一说法。有研究结果显示，病人在应用小柴胡汤治疗后，体内的 5-羟色胺、去甲肾上腺素以及下丘脑多巴胺（多巴胺是令人产生快乐和愉悦的关键神经递质）的含量出现了明显变化，活性胺的含量也有所升高，故小柴胡汤具有比较明显的抗抑郁作用。神经营养因子的水平与病人病情的严重程度有密切关系，如果神经营养因子水平增加，则病人病情减轻。有研究显示，应用小柴胡汤治疗后，病人的神经营养因子水平由原来的（21.35±2.36）mmol/L 增加到了（38.24±3.89）mmol/L，比西药盐酸氟西汀疗效明显。由此可见，小柴胡汤对于抑郁病人的神经营养因子有很大的调节作用。

在现代药理研究方面，小柴胡汤被证实可以显著缓解围绝经期抑郁、焦虑症状，还可以调节长期社会孤养应激导致的断乳后小鼠的焦虑及抑郁样行为表现。它的作用机制可能与调节脑内 5-羟色胺、下丘脑多巴胺能神经元功能以及下丘脑-垂体-肾上腺轴/卵巢轴功能紊乱有关。

受现代药理研究的影响，我治疗更年期的糖尿病病人时，如果病人出现感觉焦虑，哪怕有时候舌脉不完全符合，也用小柴胡汤治疗，事实证明，治疗效果非常好。

（2）小柴胡汤治疗糖尿病的现代研究

一项研究收集了 2009 年到 2019 年 726 例糖尿病病人的资料，发现与对照组相比，小柴胡汤组病人空腹血糖、餐后 2 小时血糖、糖化血红蛋白、甘油三酯水平均显著降低。

动物实验也证实，小柴胡汤能显著降低小鼠血糖，改善糖耐量，并降低血清胰岛素水平，显著降低小鼠低密度脂蛋白水平，升高高密度脂蛋白水平，但对总胆固醇和甘油三酯水平无影响。

这一研究给我在早期糖尿病诊治方面带来了很大的启发，很多糖尿病早期不是餐前血糖高，而是糖耐量异常。我后来在临床中发现，小柴胡汤去大枣，7 味变 6 味，改善糖耐量低效果不错，如果病人还有口渴的症状，就再加上沙参、麦冬、五味子，有很好的改善糖耐量的作用。

我在临床上也碰到一些有意思的病人，糖尿病早期症状经治疗改善了，最终没形成糖尿病。然后有病人就问我："薛大夫，有没有可能我不吃你的药也得不了糖尿病？现在你说我没得糖尿病，是因为吃了你的药，怎么证明呢？"

说实话，当时我听到这话挺生气的，但是我也很理解。我们应该拿出证据来跟病人讲。我跟他说："你原来吃馒头、喝糖水的时候，做糖耐量试验血糖是多少？现在再做糖耐量试验血糖是多少？"他终于服气了，说："我现在喝完糖水血糖在正常范围内了。"

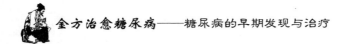

　　总之，这是我在临床中的发现，遇到糖耐量低的情况就用小柴胡汤去大枣，加沙参、麦冬、五味子这个方子。如果病人血脂还偏高的话，还可以加上点生山楂。但这方子能不能作为专病专方，我还不敢说，因为我的积累还少，我也希望大家将来可以用我这个方子试试。

第七讲　慢性胃炎与早期糖尿病的诊断与治疗

我在临床中发现，消化系统疾病久治不愈，有些可能与早期糖尿病有关。我在看诊时，发现有很多慢性消化系统疾病诊断很明确，症状也很突出，治疗效果虽然也有一些，但总也不能治好。在这类反复性比较大的消化系统疾病中，有两种常常隐藏着糖尿病，一种是慢性胃炎，一种是顽固性腹泻。

一、慢性胃炎为何反复不愈

我在治疗胃肠病的时候，发现有这样一类反复不愈的慢性胃炎病人，不管是中医诊断，还是西医诊断，病都不算重。比如很常见的浅表性胃炎，中医的诊断往往是肝胃不和、脾胃不和、胃失和降等。因为病也不是很重，所以不管吃哪个大夫的药，症状一般都有改善，但过一段时间病情就反复了。

1. 反复不愈是因为病人不忌口吗?

当一个慢性胃炎病人因病情反复来治疗的时候，很多医生往往会说："你又吃辣的和凉的了吧?"把责任直接就推到病人身上去了。也就是说，大多数医生认为是病人不太忌口导致了疾病的反复。对于这个问题，我有一个观点：当一个病治好了，不良的饮食习惯自然就转变了。比如特别爱吃辣的病人，你真的给他治好了，他可能就不那么爱吃辣的了。

有时，病人饮食的偏嗜，是由于身体某方面的欠缺或不平衡导致的。比如有些人爱吃辣的，是因为胃不好，吃辣的刺激一下会更有食欲。我看病爱问病人喜欢多穿衣服还是少穿衣服，还有性格方面，是爱担心，还是爱恐惧、爱发火。人的性格、行为喜好、饮食偏嗜，大多建立在脏腑气血功能的基础之上。脏腑功能有偏颇，这个人就有偏好。这是我多年临床的一种发现。

我特别强调"发现"这个概念，病人来求诊的时候一般都是有自己明确的目的和方向的，或者已经给我们医生做了比较清晰的描述和定位，但是也有病人自己不知道和没有觉察到的信息。这些隐形信息，就需要我们医生早期发现。

我这个"发现"的意识和习惯是当年我跟祝师临床见习时养成的。我认为中医的师承是很重要的。一个学生跟着老师学习的过程中，学会老师在诊断过程当中的关注点和关注方法，以及老师的关注习惯，就可以尽快地打开自己的诊疗视角。我大概从40岁开始，就在诊断学上侧重健康预测的方法。当病人来找我看肠胃病时，我就要看看他肠胃病健康的走向，以及肠胃病背后还隐藏着什么异常迹象。我把这个叫健康预测学。

比如病人吃药的口味就反映其体质状况，我经常听病人说："医生，你这药太难吃了。"然后医生就说："良药苦口，药哪有好吃的。"对这个说法我不否认，但我认为不全是这样，确实也有一部分药，病人感觉是好吃的。

我在用药时，特别注重病人喜欢的口味，所以经常问："酸甜苦辣咸，你最喜欢吃什么味？"假如病人爱吃酸的，我就在药方里加一两味酸药，病人爱吃辣的，我就在药方里加一两味辣药，这样做的目的是让病人吃得舒服。不管是处在疾病状态，还是健康状态，病人想吃某种口味都是一种需求。这种需求是体质的反映。

　　我开始关注这种需求，是从代煎药开始的。现在很多病人都会选择代煎药，有的病人就来找我说："你们药房煎药质量有问题，我上次来找你看病，吃了两周的汤药，效果特别好，所以我又抓了两周的药，但这回再吃，就比我第一次吃要苦得多。"还有人说："这回的药有点酸味，原来吃的药没有酸味。"一开始我听到这些反馈，不大明白，就认为可能是存放或者煎药的过程中，药有变质的现象。于是我就反复去药房检查，发现药物存放和煎煮工序是没有问题的。

　　那些自己在家里煎药的病人，有时也会发现药的口味有变化，他们就怀疑是药房抓药抓错了。而我们医院每一个药方从进到出，一定要经过四道程序检查，抓错药的可能性几乎不存在。

　　最后，原因终于找到了——是病人体质发生了变化！因为体质发生了变化，病人吃药的口味就不一样了。比如这个药一开始吃不苦，后来吃着就苦了，说明一开始他体内的湿热比较重，需要用苦味药去清除湿热。当体内的湿热清除了，再吃这个药就会觉得苦了。其他的口味变化的道理也是如此。

　　生活中任何一种偏食某类食物的习惯，都是脏腑气血经脉功能失衡的表现，体现的是身体的需求，需求时间久了，形成习惯了，体质就偏颇了。

　　再给大家分享一个案例。有一个男性来找我看阴囊湿疹，阴囊湿疹过去叫"绣球风"，阴囊会肿得非常大，味儿也特别大，据这个病人讲，味道很骚很臭。他来看病的时候是秋天，我们在旁边也能闻得到。舌苔、脉象都支持湿热证的诊断，我就给他用了黄芩、黄连、黄柏、苦参等苦药。我担心药太苦，就跟病人讲："如果你觉得药太难吃，可以往药里加两三个枣来纠正一下口味。"他说："没有关系，药哪有不苦的呢？"

没想到，病人复诊时跟我讲："薛大夫，你还告诉我这药特别苦，哪有那么苦？我倒觉得这药特别利口。"

这对我是一个很大的启发，以致于后来我要开苦味药的时候，我就会问病人："我这药有点苦，你能接受吗？"如果他说"我可能吃苦的东西了，我也爱吃苦的"，或者说"药哪有不苦的，多苦我都能接受"。那就没问题。一般对这两种人我都不会有太多的忌讳，苦味药直接就用上去了。如果病人吃完药觉得舒服，自然就是对症了。

那么，这些苦味药什么时候去掉合适？我认为可以从两个指征考虑：一个是病人的症状消除了，这时苦味药就应该减少；另一个就是病人说这回的药太苦了，嫌药太苦就说明病人体内的湿热情况改善了，这时候我们就应该把苦味药减掉。如果这些慢性病好了，病人的一些偏食习惯也会随之改善。

因为病人口味变化的事，我给医院的药房和煎药室专门设立了一套检测和检查的方法。同时，当病人选择自己煮药的时候，我也会反复地告诉他药的煎煮法。

现在有很多医生看病都只做一半工作，把病看得很准确，方子开得也很漂亮，至于病人去哪儿拿药了，怎么煮药，是代煎还是拿颗粒剂，就不过问了。等到病人反馈治疗效果时，医生对这方面也不太关注。其实，对于这些，医生一定要关注。如果病人自己煎药，医生一定要把自己认为的正确的煎药和服药方法告知他们。比如慢性病我就主张饭后半小时到一小时服药，有时这一句话没嘱咐，病人空腹吃了药，胃就会不舒服。

2. 久治不愈，可能是隐匿性糖尿病

消化系统疾病久治不愈，要警惕隐匿性糖尿病的存在。对那些容易反复的病，一般一听说反复两次以上，我的脑子立马就警惕起来了。

尤其是有这样一种情况，当我们用一张方子，比如香砂六君子汤，把病人的胃调好了，病人下次再来，说："我觉得和上次的病一样，于是又照着原来那个方子，抓了两个星期的药，结果这次的药就没有上次的药效果好了。"

听到这样的反馈，我一般首先考虑这个病人的血糖有没有问题，他还有没有其他的慢性病。很多时候，检测病人的糖耐量或者餐后血糖，就会发现他确实有糖尿病的早期迹象。

我有这样一个体会：多数情况下，不同诱因引发的同病同症，采用同一个方法治疗，有效是当然，无效必有其因。比如病人这次是因为吃凉的，胃病犯了，症状是腹胀、腹泻、完谷不化，下次是因为吃了某一种药出现了这些症状。按道理说，虽然诱因不一样，但是出现了相同的病、相同的症，我们就可以采取相同的方法治疗。但有时候，对不同诱因引发的同病同症，采用同一个方法治疗效果并不好。

我们治病，一个是治因，一个是治果。有时候是同果异因，若我们用这个方法有效就可以继续用，但是若这个方法没效了就要找原因，一定是有原因的。在临床遇到这种情况时，糖尿病是我首先要考虑的原因。

在这儿，我有一个特别敢说大话的体会：凡是这类早期发现的糖尿病，只要把胃治好了，血糖也就正常了。反过来说，只要血糖正常了，胃病也就不会再犯了。我有大量的数据来证明这个观点。

二、柴桂中和汤方证分享

治疗慢性浅表性、糜烂性胃炎等所引发的早期糖尿病，我常用柴桂中和汤。

1. 柴桂中和汤方证应用要点

适合用这个方子的慢性胃炎病人，往往有以下特点。

第一，病人自己的主诉不明确。比如他来找你看胃病，但描述不清楚具体是胃疼、胃胀，还是打嗝、泛酸，总之就是不舒服。当病症没有定位的时候，就说明病人的症状不典型。在问诊时，病人往往这个症状还没说完，就开始说别的症状了，还没说清楚自己胃怎么不舒服，就开始说肩膀不舒服，等一下又说有时候晚上睡觉大腿老抽筋。病人的思维跳跃很明显，思维跳跃的人大多数胃肠不好。这一类的胃炎病人多患有隐匿性糖尿病。

当他说胃疼、胃胀的时候，如果你问他"是饭前不舒服，还是饭后不舒服？"他会告诉你"什么时候都不舒服"。凡是这种主诉不明确的，都属于中医的"肝脾不和"范畴。

第二，病人说是来调理身体的，没说看胃病。他会说自己全身都不舒服，而他说的很多部位的不舒服其实都跟胃肠有关，比如病人说自己胃疼、胃胀，做事精力不集中，记忆力下降，慢性鼻炎，总是拉肚子或便秘等。这些症状看起来好像是关系不大，但是如果细细地分析，它们都属于消化系统范畴。

可能有人会问，鼻炎和消化系统有什么关系？我的经验是，有一类慢性鼻炎和脾胃关系特别密切，病人爱擤鼻涕，手总是爱摸鼻子的两翼。这类人大多有胃肠方面的问题。

有一次，我和几个朋友在一起聊天，其中一个朋友就频繁地摸鼻子，后来我就问他是不是睡眠不好，他说："是，而且非常糟糕。"我接着问他："你是不是大便时干时稀，肚子总是不舒服，大便好像解不干净似的？""是。"后来他私下问我是怎么知道的，我说是他摸鼻子的动作告诉我的。鼻子两翼属脾，这个地方发痒就说明脾脏气血不足，也叫营卫不和，营卫不和的人大多数都有怕风的现象，有时候还怕热，或者一会儿冷一会儿热还出汗，这些症状有点像西医说的自主神经功能失调。最后我给他用了柴胡桂枝汤，他鼻炎好了，眠差等症状也都改善了。

另外，这类病人，还常有身体后部不舒，如颈肩腰背僵硬酸痛等。这也是我看诊慢性消化系统疾病时最喜欢问的。

我在临床中发现，胃肠不好的人大多容易焦虑，这种焦虑常伴有颈项后背肌肉的僵硬不舒，有些人还有颈椎病。西医认为，焦虑多属于自主神经功能失调，而自主神经多位于后背。后背属于太阳经，胃肠属于阳明经，或者属于少阳经，因为肝胆也有助消化作用，这时候用柴胡桂枝汤和解太、少两经，就可以起到很好的效果。柴胡桂枝汤还有一个典型的方证特点，那就是一拍身体就打嗝，这也是胃肠神经功能紊乱的表现。

这类病人还喜欢猜忌，不会轻易地相信某一个人，会频繁地换医生，这个医生还没看两次，就又换另外一个医生。进行西医检查，可发现他们大多有糜烂性浅表性胃炎、十二指肠球炎，或幽门螺杆菌阳性等。

这类人常常爱吃甜的和辛辣的，吃完辣的不舒服，但是还想吃。

出现这种矛盾的时候，我们首先要考虑到胃肠功能的紊乱失调。给这种病人治病，尽管有一些疗效，但疗效常常不稳定。这个时候，我们就不妨让病人查一下有没有脂肪肝，血脂高不高。糖尿病的早期常常有脂肪肝，有慢性胃病，有上面这些神经系统症状，所以我们要关注一下病人的血脂、血糖。做这些检查，主要是为了做排除诊断。并且，我主张做血糖的多维监测。什么叫血糖的多维监测呢？

首先是静脉血与指尖血都要查。其次是空腹血糖与餐后血糖也都要查。我们问病人血糖高不高或者有没有糖尿病时，病人的回答往往是否定的，这时我们也不要放弃检查，因为体检所查的血糖都是空腹血糖，而早期糖尿病和隐匿性糖尿病阶段大多都是餐后血糖高，所以还要让病人查餐后血糖。

我对检查结果的三种情况尤其关注。第一种情况就是空腹血糖正常，餐后血糖偏高，西医管它叫糖耐量减低。第二种情况是空腹血糖高，餐后血糖不高；空腹血糖高得也不多，比如说 6.1 mmol/L、6.3 mmol/L、6.4 mmol/L，最高也不到 7 mmol/L。现在有这样一种说法，说空腹血糖不到 7 mmol/L 就不要去关注它，我不这样认为。第三种情况是正常值的不正常趋向，这是我最关注的，这也是我一个心得。什么叫正常值的不正常趋向？比如连做了三年体检，空腹血糖都在正常值范围，但第一年空腹血糖值是 4 mmol/L，第二年是 5 mmol/L，第三年是 5.8 mmol/L，三次虽然都在正常范围，但它是呈上升趋势的，我管这叫不正常趋向。如果一个人的糖代谢正常，他的空腹血糖值应该是相对比较稳定的。

正常值的参考标准不适合所有人。有的人空腹血糖长期在 7 mmol/L 以上、8 mmol/L 以内，若干年也不变化，那也无需治疗。但是如果是刚才讲的正常值的不正常趋向，病人会有伴随症状出现，比如胃病比过去加重了。凡是慢性胃病久治不愈，或者很多方法都用了但效果就是不理想的时候，我们都可以关注他的血糖是否存在正常值的不正常趋向。

遇到以上症状，以及刚才讲的三种检查结果，就可以用我这个方子——柴桂中和汤。

2. 柴桂中和汤的组成和加减法

柴桂中和汤的组成是，柴胡桂枝汤加苍术、黄柏、知母各 10 g，土茯苓 10~30 g，葛根 15~30 g。

这个方子在临床上可以加减，如果病人幽门螺杆菌阳性，可以在这个方子的基础上加上两味药：蒲公英 20~30 g，乌梅 6~10 g，这样的话方子就有了很好的消幽门螺杆菌的作用。但即使幽门螺杆菌转阴了，症状改善了，也还要继续关注血糖、血脂、尿酸等的情况。

如果病人大便是干的，我会加熟川军 6 g。熟川军这个药非常好用，大黄有生的、有熟的，用酒把它炒熟了，它的泻下作用就弱了，但鼓舞胃肠蠕动、增强胃肠自洁功能的作用就增强了。有人做过动物实验，发现这个药能够提高肠道的清洁度。

如果病人大便是偏稀的，就加肉豆蔻、诃子肉各 10 g。

假如通过做胃镜、肠镜发现病人有息肉，可在柴桂中和汤中加 4 味药：三棱 10 g，莪术 10 g，丹参 15 g，生牡蛎 15 g，治疗息肉效果也很好。这 4 味药可以和很多方剂合用，是专病专药。

如果有糜烂性胃炎，就加蒲公英 20 g，三七粉 3 g（三七粉分冲），治疗糜烂性胃炎效果特别好。

3. 柴桂中和汤方解

柴胡桂枝汤能和表里、和肝脾、和脾胃、和气血、和升降，我称之为"五和定中"。和表里，即治疗病人在里的胃脘不舒，以及在表的肌肉酸痛；和肝脾，即调和肝脾，治疗肝郁不舒造成的脾脏功能减弱；和脾胃，使脾升，胃降，营养吸收好，糟粕排除尽；和气血，即针对气血瘀滞、气虚血瘀、气血两虚等这些气血不和的情况而治之；和升降，该升的升，该降的降，营养物质该利用的利用起来，该输送出去的输送出去，糟粕该排出去的排出去。

"五和定中"的"中"指中焦，凡是跟中焦消化系统相关的病证，柴桂中和汤都有很好的作用。

苍术、知母、黄柏、土茯苓这4味药跟柴胡桂枝汤合在一起，就是柴桂中和汤。治疗慢性胃炎继发早期糖尿病的种种见证时，我把柴胡中和汤作为基本方，再随症加减。一般而言，把胃病治好后，只要胃病不犯，血糖就会稳定；反过来说，只要血糖正常，胃病就稳定。二者是相辅相成的。

另外，这个方子里的4味药，苍术、知母、黄柏、土茯苓，有降低尿酸和血糖的作用。尿酸高、血糖高时，这4味药我都喜欢用，但前提是病人有湿热的体征。没有湿热体征，证属虚寒的，这4味药就不能用了，要用另外的方法。我还有这样一个体会：这四个药合用，治疗血糖代谢异常引起的男女下焦有湿热、阴痒，效果非常好。病人有什么症我们就用什么方，比方说我有一个很爱用的方子叫柴当汤，就是小柴胡加当归芍药散，治疗盆腔积液等，效果很好。

我在临床还有这样一个体会：糖尿病对人体消化功能的影响是普遍存在的。糖尿病病人一般是食欲亢进的，但有一类糖尿病病人食欲不振，吃什么都不香，吃得不多，并且吃东西还不知道滋味。大便干稀不调，不是偏干，就是偏稀。在这种情况下，如果病人有糖尿病，但医生没有及早地发现，甚至病人患了糖尿病，而医生没有给予综合考虑，这些症状往往就会进一步发展，最终形成终身的老胃病。

三、柴桂中和汤病例分享

钟女士，65 岁，2005 年 5 月 8 日来诊。我收集病历的时候很注重看病的季节，5 月 8 日是初夏，钟女士是她女儿介绍来的，她的女儿几年前患胃息肉，曾经两次手术摘除，当第三次又发作的时候，外科医生认为还得做手术，并且这次做可能要切一点胃。病人有点发怵，经朋友介绍来找我看病，我就给她治疗，到现在也没再复发。病人的胃息肉，我就是用香砂六君子汤，还有我刚才说的三棱、莪术、丹参这些药给治好的。

钟女士来看的是什么病呢？胃里说不上来的嘈杂不适，比较突出的症状是打嗝，吃完饭就打嗝，并且打嗝时还要跟别人唠叨唠叨，看你关不关注她，你越关注，她打嗝的时间就越长。如果她感觉今天疲惫了，就不管它，也不去想它，10 分钟左右这嗝就停了，这是她打嗝的特点。另外，两胁也不舒服。她也吃过中药、西药，效果都不是太满意。

在她吃过的若干方子中，只有一张，她说吃了还有一些效果。我一看，是半夏泻心汤和保和汤的合方。我就问她："你吃完这药以后，哪些症状改善最明显？"她说："吃完这药以后，胃里的嘈杂不舒服和大便偏稀基本上好了，但打嗝始终没有彻底消除。"除了刚才我讲的她打嗝的特点，她也有的时候会因为情绪或天气的原因，从一顿饭结束后开始打嗝，一直打嗝到下次吃饭之前。

后来这个病人不经意间的一个动作引起了我的注意，我在给她诊脉时，她随手抓了几下皮肤，结果这一抓，里边的嗝就出来了。几乎是同时，我就问她，"你怎么这么一挠就打嗝，是不是太紧张了？"

有时候病人有这样的现象，但没想起来向你表述，而我碰到这类情况就特别敏感。这个时候她就跟我讲："薛大夫你讲到这儿了，我就跟你说一下，不仅是身上有地方痒痒抓两下就打嗝，身上疼我也会打嗝。"

我的经验是，凡是这种神经性的呃逆，柴胡桂枝汤都非常好用。于是我就把主方定为柴胡桂枝汤，围绕着柴胡桂枝汤方证要点去问诊，最后我问的症状病人几乎都存在。

我问她大便解在马桶里是否是漂着的，她说："不但是漂着的，而且是散的。"一般而言，大便漂着，说明胃肠的吸收功能不好，消化不完全。为什么吸收功能不好？这和胆汁以及胰液的疏泄关系很密切。中医管这种情况叫胆气不降，就是胆汁不能正常排出。我建议她去做个 B 超，看看胆壁厚不厚，她说："我做过，胆壁很厚，有胆结石。"

为什么会这样呢？因为胆气不降，胆囊里的一些脏东西就会附着在胆壁上面，而且胰液也不能完全注入肠道。这样的人还容易得瘀阻性慢性胰腺炎。

饮食精微不能被很好地吸收利用的话，精力体力自然就不足。所以她还有吃东西没有滋味、精力不充沛等现象。我问她："是不是对什么都没兴趣，身上老乏力没劲儿？"她说："是这样的。"

上次有一位学生问我："薛老师，你为什么每次问诊的时候都能问到关键的症？"我告诉大家一个窍门：一般我问诊准确，都是因为在我脑子里已经有了一个方证的指向了。就像刚才跟大家讲的，病人身上有两点或三点表现是柴胡桂枝汤的方证时，我就会寻求柴胡桂枝汤的其他方证。问诊符合率就会很高了。

这时候，我就让病人去查空腹血糖、餐后血糖，结果显示，她的空腹血糖是 6.5 mmol/L，餐后血糖是 9.4 mmol/L。

根据这些，我选用了柴桂中和汤来给她治疗，还加了茯苓、鲜姜。为什么要加茯苓、鲜姜呢？半夏、茯苓、鲜姜可以组成一个方子，这个方子叫小半夏加茯苓汤，专治呃逆不舒的。病人吃完一剂药，呃逆就再没出现过。病了这么久，为什么吃完一剂药打嗝就消失了呢？因为病人胃里有痰饮，所以当时我用了较大量的生姜，用了 20 g。凡是胃有痰饮的，姜的用量就应该大。

吃完三剂药以后，病人说出现了自己这么多年没有过的一个现象——大便沉到水里去了（原来是漂着的），虽然还不太成形。大便沉到水里去了，就证明她的胆气和胰液排泄功能趋于正常了。我就问她两胁的不舒服是不是也改善了？她说两胁可轻松了，心情也好了，也有食欲了。你看，有时候加一两味药就巧妙顿生。

这个病人吃完七剂药，各种症状都有不同程度的改善。于是我就让她照着原方吃三周。三周以后，这个病人基本没有什么症状了，我就将方子改成袋泡茶了。

一般治疗有效，病人症状没有了，我们就用代泡茶巩固一段时间。代泡茶是散剂，对慢性胃病的恢复有很好的促进作用。其实代泡茶在某种程度上还有汤药的作用，因为袋泡茶也需要煮一下，一般都是 10 g 每袋，每次煮 1~2 袋。同时我也让她关注血糖、尿糖水平。后来疗效稳定了，我就给她配了水丸。我在前几次的课程上讲过，治疗糖尿病，最后以水丸收工是最彻底的。病人又吃了三个月的水丸，到现在已将近 10 年了，血糖和胃病再也没有反复过。

在这里，有两处药的加减，我也跟大家分享一下。

第一，是茯苓、鲜姜和半夏，这3味药合起来便是小半夏加茯苓汤。胃病、打嗝，这3味药我必用，疗效好，并且效果极快，尤其是治神经性呃逆，常常是喝下药10~20分钟打嗝就止了。

第二，在这个方子里，我把知母去掉了，为什么去知母？因为病人大便浮而不降，胃肠消化功能弱，而知母这个药偏于凉润，不利于消化。假如效果还不好，可以加干姜。干姜不是晒干的鲜姜，而是干燥的发过芽儿的老姜。加上干姜，暖脾肾的作用就加强了。一般地说，把干姜加到10 g，大便浮而不降基本上很快就可以好了。

四、小结

本讲我给大家讲的是表现为反复不愈的慢性胃炎的糖尿病早期的治疗，跟大家分享三点，作为一个总结。

第一，要关注现代医学的化验指标，现代医学的理化指标是我们诊疗糖尿病的佐证，也是我们疗效的一个评定标准，很重要，因为糖尿病的早期症状不典型，我们不能完全只凭症状开展诊疗。在诊治糖尿病的过程中，一定要多次测量病人的血糖，努力让它保持在一个稳定的范围内。如果病人患有脂肪肝，也要想办法消除脂肪肝。

第二，治病的效果要经得起时间的检验，要让病人的症状表现和化验指标不反复。

第三，胃肠病病人舌脉是我们中医最重要的诊断依据，不可忽视。

第八讲 难治性腹泻与早期糖尿病的诊断与治疗

一、难治性腹泻病机探讨

慢性腹泻久治不愈，传统中医一般以虚寒论治。比如《医方集解》里就有这样一句话："久泻皆由命门火衰，不能专责脾胃。"强调慢性腹泻与肾阳不足关系很密切。因此，临床治疗慢性腹泻，一般医生常用理中汤、四神丸、附子理中丸等方，以及人参、茯苓、白术、干姜这类温暖的药，凉性药或攻下药少有人用。这样一来，用方就有了局限性。

临床确实有一些现象表明，慢性难治性腹泻完全按温补的方法治疗，也不一定都有效，并且有时还会掩盖病情。所以说，我们看病不要被常规思路束缚，要时刻保持谨慎态度。

我的经验是，凡是遇到经常腹泻，腹泻持续数月、数年，甚至更长的时间，怎么都治不好的，我们就要关注他体内有没有引起胃肠积滞的病机。

大家思考一下，病人经常腹泻，怎么肠道还会有积滞没排出去呢？因为肠道不干净，有一些慢性炎症，这些慢性炎症会产生一些在我们中医看来可以叫作痰饮、瘀血的炎性渗出物，或者是体内有一些废水存在。

另外，当胃肠道的消化功能减弱和紊乱的时候，正常通过代谢可以排泄出来的废物，病人可能就排不净了。消化能力弱了，病人就会有宿食。

因此，对于慢性腹泻的病人，不要一味地去温补，得考虑到病人胃肠道已经形成了一个不良的环境。这种不良的环境会使菌群失调，从而出现一些感染性的病。此时应该把那些不利的糟粕分离出去，把有用的营养保留下来。如果用这种方法调治，病人可能的病因找准了，疗效自然就提高了。

我治疗慢性难治性腹泻，常通过两个关注点来判断病人体内有没有积滞，胃肠道的菌群是不是处于一种紊乱的状态。

这两个关注点，一个是食欲，另一个是营养吸收得怎么样。

首先是食欲，在吃饭的过程中，吃一点儿就饱，一小会儿就饿了，这就说明病人胃肠里有东西停滞。胃肠中有宿食、痰饮之类停滞，就会出现有食欲，但食量减少的情况。

这个其实就是"知饥"，有一类糖尿病就是这样，病人少食易饥，每次吃得不多，但吃的次数多，经常感觉饿，为什么？因为他没吃饱。为什么不吃饱？因为在吃的时候他已经觉得饱了，吃不了那么多量。所以慢性腹泻出现少食易饥，就是早期糖尿病的迹象。

如何区分胃里停滞的是什么呢？根据脘腹胀满的部位来定。位置固定，多是瘀血；位置不固定，多是食滞；如果病人吃完东西就恶心，多是痰饮。所以痰饮、食滞、瘀血，都是能在外在上找到依据的。从舌苔、脉象上来说，舌苔厚腻，表面光滑有水，是痰饮的体现；

如果舌苔色黄厚腻，就是食滞了；诊脉关脉偏大，也常常是食滞的一种表现。

第二是病人有没有营养吸收异常。营养吸收异常有两种情况，一种是吸收得不足，另一种是吸收得过亢。

营养吸收得不足，就是病人把食物吃进去后，化生的营养吸收得不好，所以病人就会消瘦乏力。营养吸收得过亢，就是病人把本该排出去的糟粕也吸收了，所以没吃多少东西也发胖。这两者常和血糖代谢异常有关。

糖尿病病人即使多饮多食，也还是消瘦乏力，这在中医看来，是三焦的滞气导致的。什么叫滞气？即三焦的津液、水液、食物精华的循环代谢过程中出现了阻滞，导致营养能量不能及时输送到人体所需要的地方去。

《黄帝内经》上有这么一句话："勇者气行则已，怯者则着而为病。"身体强壮的、正常的人，三焦运行顺畅，营养转输自如，废料排泄及时。相反，一个人如果整天担心害怕，三焦运行不畅，身体就会逐渐蓄积一些不应该停留的东西，从而造成能量转输障碍。

三焦输布营养能量的根源是哪儿？根源是先天的肾和后天的脾胃。我们今天讨论的是后天脾胃，而且主要讨论胃气。"胃气"之"胃"，不是单纯的"胃"。有道是"有胃气则生，无胃气则死"，"胃气"指的是人体脏腑功能和缓有序。胃气不和，则脏腑功能失调，常造成胃肠失和，血气失于健运。

我特别要强调一下"血气"这个概念。有人解释说"血气"就是中医说的气血，我可以告诉大家，不全是。"血气"还包括血液运送的极精微的物质，这些极精微的物质走于经脉、三焦，是肉眼看不见的。

血气运行顺畅，身体通达，是正常的。相反，血气能量不运，就会造成积聚。

其实，无论是营养堆积还是废料堆积，都是病，千万不要认为体内储存的营养能量够我用20年，所以我很健康。不是这样的。任何带有能量的东西都需要循环，绝不能原地不动地存起来。如果完全不动，好的也变坏了。

总而言之，胃气不和，会导致营养吸收功能异常。病人要么消瘦乏力、腹胀、食欲差，要么多食易饥，体内痰饮很多，有的痰是有形之痰，通过咳嗽就排出来了，有的痰是无形之痰，储存在血液、肌肉、脏腑器官里。现在很多减肥药里都会加大量的利水药，说明人多出的体重，可能不是肌肉，也不是脂肪，而是多余的水分。这些多余的水分在中医看来有可能就是痰饮。这些糟粕混杂在胃肠道里，就会导致腹泻、恶心，最终导致气血能量化生障碍，造成体内糖代谢异常。在这种情况下，胃肠道就极容易出现感染情况。因此，这类慢性腹泻和糖尿病是紧密相关的。

二、糖尿病相关腹泻的特点

糖尿病相关腹泻最大的特点是大便不利。虽然在腹泻，但总有大便不净感，肠道中仍然黏附着很多脏东西。遇到这一类大便不利型的腹泻，我们尤其要关注病人糖尿病的可能性，以及高血压、高血脂、高尿酸的可能。第二个特点是涩。凡是大便滞涩不爽快的，就属于湿、滞、痰、瘀，就有糖尿病的可能。大便排得特爽快的，出现血糖代谢异常的概率很低。

一般来说，腹泻病人常常出现口渴，因为水分丢失了。但糖尿病相关腹泻的病人，常常口不渴，这也是有痰饮的表现。这类人喝点水就腹胀、肠鸣、腹泻，并且肠鸣矢气声音很大，但是大便排出不爽快。

总之，矛盾的现象丛生，都表现为"不利"，这时不能拘泥于久病体虚而纯用补法，也不可一味地荡邪，毕竟还有虚象，必须攻补兼施。怎么补？怎么祛痰？怎么祛湿？怎么消食滞？在我们的方子当中，对每一种现象都应该进行有针对性的设计。

这种设计就可以避免两个问题。第一，避免"是药三分毒"的问题，有很多人说吃药多了肯定伤脾胃，其实，只要方子设计得好，每一味药都有其针对的证，有是证用是方，就没问题。第二，避免药力不及病情，致使病态未能尽除。

三、香砂六君加味汤

1. 方药组成

如果遇到有以上特点的腹泻，我常用一个方子——香砂六君加味汤治疗。

我所用的香砂六君子汤，与原方有点小变化，那就是苍术、白术同用，陈皮改用陈皮炭。之所以苍术、白术同用，是因为白术是健脾止泻的，苍术是祛湿的，这样用治疗范围比较全面。

为什么用陈皮炭？陈皮有泄脾的作用，如果用陈皮炭，就可以加强肠道对废水的排泄。同时，陈皮炭还有陈皮理胃气的作用。

我常用的香砂六君子汤组成：木香 5 g，砂仁 5 g，生晒参 6 g，茯苓 15 g，苍术 10 g，白术 10 g，半夏曲 10 g，陈皮炭 5 g，生甘草 6 g。其中半夏曲是半夏加面粉、姜汁等制成的曲剂，有发酵作用，可改善胃肠的菌群。

另外，我在香砂六君子汤的基础上，加上黄柏6 g、乌梅10 g、黄连5 g、葛根30 g，组成了香砂六君加味方，这个方就可以治疗我刚才所讲的难治性腹泻。

2. 加减法

如果病人平时爱喝浓茶，我就把这个药方改成袋泡茶方，替换病人原来喝的茶。因为茶内含有的鞣酸是寒性的，而且会生湿。

还有一种人，爱喝酒，一喝酒腹泻就加重。对于这类病人，我会在这个方子里加上炒神曲，因为方子当中有葛根，神曲配葛根，专门治疗喝酒导致的腹泻。再加上方子里还有黄连、黄柏，可以清湿热，对喝酒腹泻有很好的改善作用。

还有一些病人合并有高血压，爱出汗，我就再加上白茅根30 g、芦根30 g、霜桑叶15 g。一定要用霜桑叶，止汗时，鲜桑叶、嫩桑叶都不如霜桑叶好用。

糖尿病伴慢性腹泻的病人中，有一类人爱出湿疹，在下有腹泻，在外有湿疹，我就加上生桑白皮20~30 g、地骨皮15 g。

3. 香砂六君加味汤方解

（1）四君子汤

香砂六君子汤里含有四君子汤，人参、茯苓、白术、甘草。其中，人参有"致冲和"的作用。"冲和"出自道家，指一种和谐的状态。那什么叫冲和之气呢？就人体来讲，有先天本源之气，即父母给的精华能量，还有后天之气，就是后天化生的物质能量，先后天能量吸收、化生、融合过程中的气，就称冲和之气。先天之气和后天之气融合的时候，需要一种媒介沟通。人参就可以起到这个媒介沟通的作用。而且，人参不仅能够起到媒介沟通的作用，还能够加强后天营养能量的利用与融合。

也就是说，在很多方子中，当先天与后天、气与血、脏与腑、经络与经络、经络与脏腑等之间不和谐的时候，人参都有"致冲和"的作用。当不和谐的两者达到高度和谐统一的状态时，道家称其为负阴抱阳，中医称其为阴阳和合。

现在有人不大敢用人参，认为吃了人参就会上火，其实掌握好方法就不会上火。现代药理研究显示，人参有增强胰岛素分泌的作用，还可以改善胰岛素抵抗。

我在临床中对人参的研究应该算是比较深入的。我认为凡气血、津液、能量、功能满足不了人体需求的时候，都可以用人参这个药。人参大补元气，元气是生命的原始动力，能止渴生津、调荣养胃。人体的细胞是生长在水环境里的。从生物学上讲，人参可以补充和改善人体水环境。人参这个药非常好，治疗大病、急病、复杂的病、难愈性的病，其都有用武之地。

白术有培中宫以资化源的作用。"中宫"这个词是天文学的名词。在《史记·天官书》里，天上的星空分为五大区域，东宫、西宫、南宫、北宫、中宫。中宫是北天极附近的天区，大约相当于后世的紫微垣。

中国古人为了认识星辰和观测天象，把若干颗恒星组合起来，一组称一个星官。在众星官中，有三垣，分别是紫微垣、太微垣、天市垣。紫微垣有15颗星，分两列，以北天极为中枢，成屏藩状。

我讲这些，是想借此来表达中医讲的天人合一。这个天是大自然，大自然有大自然的组合规律，它与人体的组合规律，在形式上、道理上是通的。人体也分为五宫，中宫指的是脾胃，是后天。

我用"中宫"就是想表达后天与先天之间有互济互助的作用。后天脾胃化生的能量可以资助和激化先天的潜能，先天的潜能可以启动后天的作用。

我之所以讲中宫，不仅因为脾胃的功能，还因为脾胃还是一个和先天沟通交换能量的场所。这个场所有能量、有动力，好的营养利用起来了，该排的排出去了，大便自然就好了。糖尿病是最为典型的例子。对于糖尿病腹泻的病人，把腹泻治好了，血糖就降下来了。反过来，血糖恢复正常了，腹泻也就好了。如何判断疾病是否向愈呢？第一，脉比过去和缓有力了，三部脉都均匀了；第二，病人的气色荣光皆有改善。这是我看病最喜欢关注的。

谁来沟通先天呢？白术。白术专门利腰脐间的气血。脐下是生命能源的本源之处，叫肾间动气，动气是先天的，在脐下气海穴处。肚脐是胎儿与母亲进行能量营养交换、循环的一个通道，是主先天的。先天的动力是命门。

白术有专门利腰脐之间气血的功能，所以它是一个沟通先天、培补中宫的中药。如果这样理解，白术的使用范围就广泛了，不光是能治疗腹泻，还能促进营养吸收、能量利用、代谢物的排出和先后天的沟通，还能治疗腰痛。所以当病人脾胃肾虚弱后，有慢性腹泻和腰痛的时候，别用川续断、桑寄生、枸杞子、巴戟天等，用不着加这些药，只要把白术用量加大点儿就可以了。腰的气血通于命门，接着又循环到脐，对于腰脐间气血的周流不畅，白术有特别好的协调作用。

白术还有一个作用，就是治疗嗜酒性腹泻，其实就是把酒的湿热给排出去。这就说明白术还有分利的作用。

茯苓清利体内残留的湿浊。在四君子汤里，茯苓有清理体内残留的湿浊的作用，并且它能帮助人参、白术恢复脾脏的健运之功，把那些废水淡渗出去，同时把人体的精液、精华灌注到脏腑需要的地方。

甘草有调和与促进诸药更好地尽展其长之功。

四君子谁都不争功。有人说四君子汤中，人参、白术为君，而我认为这四个药都可以为君，要不然就不叫四君子汤了。也就是说，四君子汤没有谁主谁辅的问题，它们是互相辅助的。"君子成人之美"。所以说，古人取方名的时候，已经就把方子的药物关系概括地很清楚了。

甘草用量要少。如用生姜泻心汤、甘草泻心汤这类的方子治疗病人噫气不除，甘草可以重用；但如果只是单纯地治疗慢性难治性腹泻的话，甘草最好少用，三五克即可。为什么？因为甘草是甜的，有助湿的作用。茯苓、白术应该重用，用土炒白术效果更好。

（2）半夏、陈皮、木香、砂仁

四君子汤下面有四员将领：半夏、陈皮、木香、砂仁。

四君子汤有匡扶中宫、扶助脾胃的作用。陈皮、半夏这两味药和四君子汤合用，能够清除黏滞于胃肠的湿热痰饮。半夏、陈皮把脏东西排出去，就促进了三焦津液、食物能量的正常流通。四君子汤就可以培补中宫了。

木香有点辛味，砂仁是温的，这两味药放在一起可以疏通三焦通路的滞气。

四君得四将之功则正安邪去。正气恢复，邪气排除。

四将有四君为之主，则中宫之脾胃可固也。湿去了，正气恢复了，腹泻自然就好了；腹泻好了，营养代谢也就恢复了。

（3）乌梅、黄连、黄柏

乌梅配黄连，有厚肠胃而止泻的作用。这组对药酸苦化阴生津，一方面可以止泻，一方面可以促进津液分泌，弥补因为腹泻丢失的水分、津液。当津液得到补充时，人体细胞的水环境得到改善，血糖的代谢就改善了。

还有一组对药：乌梅配黄柏。乌梅既可以与黄连相配发挥作用，也可以与黄柏相配发挥协调作用。乌梅跟黄柏配对可以专门滋补肝肾先天的阴津，让人不渴。现代药理研究显示，乌梅与黄柏这两个药有调节血糖的作用。

我在临床中凡是见到糖尿病病人求治难愈性腹泻，都喜欢在辨证的基础上加上乌梅、黄连、黄柏这3味药，这3味药既可以调和胃肠菌群失调以治难愈性腹泻，又对早期糖尿病的血糖有明显的调节和改善作用。黄柏、黄连的量一定要小，一般为5~6 g。中医有句话：苦寒伤真阴。所以，凡是津液不足的，苦寒药要少用；如果津液是旺盛的，黄连这些苦寒药重用也没有关系。我还有一个经验，若香砂六君加味汤久用效果不明显，可用乌梅丸（汤）加减治疗。

（4）生晒参、葛根

生晒参配葛根这组对药，在糖尿病早期的治疗中很关键。葛根的作用是升清阳并分散之，就是把有用的津液给升腾起来，均匀分布。葛根载津而升，将津液输送到人体需要用的部位，不仅通行足太阳膀胱经，还通达后背阳经，而整个督脉为一身之阳，专为阴津升腾提供通路动力，所以葛根能升清阳并分布之，载津而升，畅行三焦，敷布水液。

葛根有通经脉的作用，可通经脉、布津液。它把路给通开，哪儿需要津液，它就把津液送到哪儿。因为葛根本身是津液之载体，所以它有点像航空母舰。它必须要有一种助力，谁能够给他助力呢？人参。能给葛根提供助力的药物中，人参最为得力。

葛根得了人参的助力，升津液的通路就非常畅通了。葛根不仅有生津的作用，还有升清阳的作用。清阳是什么？清是极精微的物质，阳是带有动力的能量，所以要鼓舞上、中、下三焦的清阳上升，非葛根不可。同时，葛根还有止渴作用。

葛根在发挥这一类作用的时候，怎么保证把津液输送到需要津液的组织器官中去呢？答案是靠人参的"致冲和"的作用。人参有汇融、交流、沟通的能力和助力，所以人参和葛根合作，能把津液运输到相应的组织器官，如果没有人参的这种助力，单用葛根很难实现其功能。

关于葛根的用量，我的体会是，是否重用葛根以口渴或不渴来决定是最准确的。葛根虽然主治"项背强几几"，但用来治疗后背、颈椎的气血不通，用量不是越大越好。我的体会是，病人口渴的时候重用葛根，升津通络的效果才好。另外，葛根还有改善经脉血液循环的作用。当经脉气血运行不好的时候，葛根有很好的改善作用。

我经常用柴胡桂枝汤加 30 g 葛根治疗糖尿病外周血管病变和外周神经病变导致的浑身的骨骼痛，效果很好。一般我还会再加上羌活、独活。

以上是我对香砂六君加味汤组方原理的思考及应用体会，以及我对在临床应用香砂六君加味汤所得效果与病机对应分析的一些心得。

糖尿病的早期发现是特别重要的。如果糖尿病能早期发现、早期干预、早期治疗，是可能治愈的。糖尿病得到治疗，则病人的原发病，比如胃病、高血压等，也会得到改善。

第九讲 从典型糖尿病谈专病专方治疗方法

中医治疗糖尿病，我提倡采用专病专方。可能有人就说了，2 型糖尿病就用一个方子治吗？答案当然是否定的。中医的辨证很重要，但辨证并不是简单地把一个病分为若干个证型。糖尿病非常复杂，传统中医将之分为五六个证型，还有医者将之分得更细。按这样的分型开展诊疗，观察临床疗效，可以发现该法确有其用，但对初学者来说，糖尿病的诊治还可以再简单些。专病专方就是初学者容易掌握的方法。

一、典型的"三多一少"型糖尿病

2 型糖尿病，不管它怎么变化，都可以分两型，一类叫典型的，一类叫非典型的。典型的糖尿病有"三多一少"症，不典型的糖尿病没有"三多一少"症。只要有"三多一少"症，就可以用我今天给大家讲的专方治疗。如果病人还有其他的症状，就在中医辨证的基础上，进行对应专药的加减。

1. 消渴病与糖尿病的关系

古中医治疗消渴病，只要是有"三多一少"的病人，都按"消渴病"论治。这里就引申出一个问题，没有"三多一少"的糖尿病，属不属于中医的消渴病？答案是否定的，不属于消渴病。

在《黄帝内经》里，就有关于糖尿病症状的描述，但描述的大多是"三多一少"症状。现在的糖尿病专科里，很多糖尿病病人是没有"三多一少"症状的，没有"三多一少"症状，却也非要按"三多一少"去辨证，这就很难办。于是就有人说糖尿病很多时候是无症可辨的，无症可辨常是指没有"三多一少"症状。

"三多"，首先是多饮，多饮是因口渴，"三多"还有多食易饥、多尿。中医管有"三多"症状的病叫三消病。

直到今天，仍然有很多教科书，以及很多有治疗糖尿病经验的专家，还是按"三消"去辨证，比方说认为多饮是热伤肺阴，多食是热伤脾胃之阴，多尿是热伤肾阴。现在还用这一套去辨证、去看病有点儿跟不上形势了，为什么说它跟不上形势？因为过去对糖尿病的诊断没有现在确切、清楚。

2. "三多一少"的核心病机

施今墨先生治疗的糖尿病病人非常多，他对于糖尿病有一套自己的研究方法，现在有很多医家都在学习、沿用他的研究方法。他指出，糖尿病虽然有"三消"，即多饮、多食、多尿，但其实这三个都是标，本只有一个，那就是肾真阴不足或五脏真阴虚弱。只有五脏阴虚，才可能虚热上炎。传统的三消的病机，就是阴亏于下、火炎于上。热往上炎，不论是伤肺、伤脾胃，还是往下走伤肾，都是由于真阴不足，真阴不足才导致虚热上炎。所以，我们治病不能见着什么就治什么，如见着口渴就治口渴，我们要抓住糖尿病"三消"阴亏于下、火炎于上的共性病机，用滋阴清热的方法治疗就可以了。

传统的中医消渴病包括的病种不止糖尿病一种，尿崩症、脑垂体病、甲状腺功能亢进等病，也会出现三消症状。所以说我今天给大家讲的方子，不仅可以用于糖尿病，还可以用于其他具有"三多一少"症状的疾病。这就是中医的异病同治。

施先生喜欢首先从病因上找共性，找到病因上的共性了，就可以找共性的治疗方法了。如果对病因把握不清楚，见口渴就治口渴，见易饥就治易饥，效果就不容易稳定。抓住了疾病的核心病机，就可以找到一个统一的、带有共性规律的治疗方法。这个治疗方法我们管它叫专病专方。在糖尿病诊疗中，只要病人"三多一少"症状都具备，就可以用这个方治疗。

3. 糖尿病病人还有"一少"：乏力

施今墨先生发现，糖尿病除了"三多一少"症状以外，还有一个症状不容忽视，那就是乏力。在传统的对消渴病症状的论述里，不包括乏力这个症状。

施今墨先生还发现，有"三多"症状的人，不一定都有"一少"表现。糖尿病的人，不见得体重会减轻，有的还可能发胖。得了糖尿病，饿了就多饮多食，所以就会胖。在现代糖尿病病人中，这个情况就更常见了。因为很多人打胰岛素以后，"三多"症状还没有完全改善，体重就增加了。

但是不管病人是消瘦还是肥胖，糖尿病病人都有一个共性症状——乏力。即使胖了，糖尿病病人也比普通人更加不耐劳累。

这就说明尽管糖尿病病人多饮多食，但由于其脾胃功能失调、下降，一部分精微根本就没有转化为有效的能量，另一部分精微通过三焦腠理漏下去，直接漏到肾脏，通过尿排出来了。这样的话，病人自然就无力了。

现代医学研究也证实了，糖尿病病人中确实有一大部分人有这种乏力倦怠症状。这样，糖尿病的特征就多了一个"少"：乏力。所以，我将此称为"三多二少"。我今天给大家介绍的方子，凡是有"三多二少"症状的，都可以用。

二、"三多二少"专病专方：降糖对药方

降糖对药方是施今墨先生、我的老师祝谌予先生两代人从 20 世纪 30 年代开始，一直到祝师 1999 年去世，用了 60 余年的时间反复实践、验证、提炼出的非常精炼的由 6 味药组成的方子，这 6 味药是黄芪、生地、丹参、葛根、苍术、玄参。

1. 黄芪配生地

病人乏力，消化吸收不好，健脾补气最为关键。两位先生抓住了这一点，所以就选了黄芪这味健脾益气、促进体能吸收的药，并将之作为君药。

施今墨先生一开始的时候是用黄芪配山药，他在应用这两味药的过程中发现它们有降尿糖的作用。一部分水谷精微化生后还没有被人体利用就在半路（腠理）漏掉了。而黄芪和山药这两味药能让它们不漏掉。为什么？因为黄芪有紧腠理的作用，腠理就是三焦在皮肤、肌肉纹理之间的间隙，本来是可以流通正常能量的，但是在流通循环的过程当中，若腠理疏松，正常能量就会漏下去，漏到下面的泌尿系统去。黄芪有紧腠理的作用，可使正常能量不下漏。

山药养脾阴，大部分营养、精微的能量，在中医看来属于阴精。阴精也包括糖。为什么这些东西会从半路上漏走？因为肾阴不足。肾阴不足，虚热就容易上炎，打乱血糖代谢的秩序。热妄行，寒就沉下。

不管是热伤肺阴，热伤脾胃之阴，还是热伤肾阴，其本都是虚热。若脾脏的精华大量丢失，我们就可以用山药去补，山药的用量要大，可用到30 g。古典的药物学上讲，脾阴不足，重用山药。脾，其华在唇。将来大家在临床上可以体会一下，有相当一部分的糖尿病病人口渴，嘴唇也干，这时候，用黄芪配山药治之，效佳。如果只是口渴，口唇不干，那么用天花粉、五味子、葛根效果更好。

后来我的老师祝谌予在应用黄芪配山药的过程中又发现，一部分糖尿病病人用黄芪配生地治疗效果更好。于是他设对照组，通过观察发现了黄芪配生地比黄芪配山药效果好，这就组成了黄芪配生地这一组对药。该组对药中，生地养真阴，既养脾阴，也养肾阴。

2. 苍术配玄参

另外，施老还用苍术配玄参，可能有人问了，糖尿病是虚热上炎，苍术那么燥，对糖尿病是不是不利呢？施老从宋代《杨氏家藏方》中发现苍术有敛脾精的作用。敛脾精，就是苍术对脾脏所化生的五谷精微，包括糖分的流失，有收敛的作用。这一点与黄芪的作用相近。糖尿病炎于上的火，实际上是一种浮游之火，玄参有很好的制浮游之火的作用。

于是施老就把苍术配玄参作为第二组对药，后来在临床上只要见到"三多二少"症状，黄芪配山药、苍术配玄参这两组对药就必然加上，这两组对药也就变成了糖尿病病人"三多二少"症状的专病专方。

3. 丹参配葛根

20世纪70年代，祝谌予老师在协和医院开设糖尿病专科门诊，他意外发现，糖尿病在临床中有个共性规律，那就是血瘀。糖尿病的一些并发症，如高血压、心血管病、脑血管病、脉管炎、外周神经病变、眼底出血、眼底的微细血管病变等，都与血瘀有关。经血液流变学检查发现，病人的血液黏滞度高。总之，不管现代医学的检查还是中医在临床的观察，糖尿病的血瘀体征都很明显。于是祝谌予老师经过多年的摸索，创了一组对药，丹参配葛根，丹参可以活血，一味丹参功同四物，葛根可以扩张血管，这两个药合在一块，对改善血液循环有很好的作用。并且现代药理学研究也发现，葛根有很好的降糖作用。中医也认为葛根是一味生津的好药，古代很多治疗糖尿病、消渴病的名方里都有葛根。

就这样，降糖的药物基本上就变成了6味药。后来我们在临床研究中发现，这6味药可以作为治疗糖尿病"三多二少"症状的基本方，也可以叫专方。只要病人有"三多二少"症状，也可能没有"三多"，只有"二多"（因为糖尿病病人在早期的时候不一定有"三多"，也不一定有"二少"），他只要有"两多一少"以上，就可以用这个方子治疗，这样，这个方子的应用范围就更大了。在1型糖尿病里，如果见到"三多二少"症状，我们也可以将这个方子作为基本方。

4.降糖对药方不要轻易加减

这个方子怎么用呢？糖尿病是慢性病，在给病人治疗的过程中，当发现"三多二少"症状改善了，并且改善过程很顺利，就不用加减药了。如果用上一段时间（最少一个月的疗程）以后，这些症状不缓解，血糖也不下降，就要进行加减。

我在北京出诊，但我的糖尿病病人来自全国各地，我发现外地的糖尿病病人吃我的药的效果普遍好于本地人。因为外地的病人一次要拿上一个月到两个月的药，用药时间相对较长，这样的话，药在体内的蓄积达到了一个积累量，现代医学叫饱和量。只有饱和量蓄积成治疗量的时候，药效才能显现。当然，由于个体差异，可能有人吃一个星期就见效了，有人吃两个星期见效，有人吃三个星期见效，也有人吃了四星期见效，甚至还有人吃了两个月才见效。

在吃这些药的过程当中，只要"三多二少"症状有改善，就不要轻易加药。

5. 服用降糖对药方，如何减停西药

有些病人在吃降糖对药前已经用上西药了，还有一些病人，找中医看完了不放心，又找西医看，然后西医又给开上降糖的西药，如二甲双胍、阿卡波糖、格列美脲等，甚至有的人已经打上胰岛素了。这样的人再来找我们开降糖中药的时候，西药、胰岛素用不用减？用不用停？告诉大家，不要立刻减、不要立刻停。要关注病人血糖的控制情况。如果他吃西药已经半年以上了，血糖控制到 10 mmol/L 或 9 mmol/L 就不往下降了，波动于 9~11 mmol/L，加上我们的降糖对药方后，血糖如果往下降了 30%（如果基数按 10 mmol/L 算的话，降了 30 %，也就降到了 7 mmol/L）的时候，就可以减西药了，这是第一种减法。

第二种减法是什么？有的病人原来的血糖没那么高，也就 7~8 mmol/L，吃了我们的药以后，血糖就到 6 mmol/L 或 5 mmol/L，出现低血糖了，这时候也要减西药，要缓减。比方说二甲双胍，原本是一次 0.5 g，一天三次，我们就给他减成一次 0.5 g，一天两次，晚上就不用了。如果再过一段时间，血糖还是特别稳定，那就把中午的药也减掉，再过一段时间，血糖仍然非常稳定，就把其他的降糖药都逐渐减掉。总之，一定要缓减。减得越缓，血糖就越稳定，效果就越好。

还有一类 2 型糖尿病病人，血糖高得并不多，但他还是用着一种

中量或小量的胰岛素，比如 10 IU、15 IU。这时，我常常告诉病人，胰岛素 2 IU、2 IU 地减，跟减西药的方法是一样的。

也有一些病人，可能我和他们沟通得不到位，他们把胰岛素一下子给停了。很有意思的是，在我这里，有将近 40 个病人，他们自己把胰岛素停了，但血糖没反弹。说实话，我还在摸索这些人骤停胰岛素而血糖不反弹的原因，主观上我还是不敢这样突然把西药全都停掉的，尤其是胰岛素。

如果病人原来只用西药，加上我们的中药后血糖降下来了，并且还经常出现低血糖症状的时候，我们就可以大量地减西药了，减半，而不是微减了，甚至还有的人可以先减一种药，比如原来用的有二甲双胍、阿卡波糖，我们就先把二甲双胍减掉。当病人出现了低血糖症状，比如说心慌、乏力、震颤、汗出等，作为医生，我们一定要告诉病人他这是低血糖了，不要害怕，要赶紧吃点东西，甚至还可以吃点水果、糖等来缓冲一下。

可能有人会问，把西药撤掉了，只吃降糖的中药，会不会也出现低血糖？不会的。中药是双向调节的。

另外，当病人的血糖、尿糖已经在正常水平了，这时候降糖对药的剂量就要往下减。比如病人说有劲儿了，那么黄芪就可以不用到 30 g 了。有的病人说不那么爱饿了，生地就可以不用到 30 g 了。但是这个方子的 6 味药不要减，最好还是原方原量。

又吃上一两个月后血糖、尿糖都很稳定了怎么办？按施先生和祝谌予先生两位前辈总结出来的方法，把汤药配成水丸，一次 10 g，一天两次，再巩固几个月，如果效果还稳定，就把中药也停了。

还可能有人会说，你说的这么轻松，有多少糖尿病病人能够停药后血糖、尿糖还正常？我可以告诉大家，只要是属于有"三多二少"症状的早期糖尿病病人，只要早期发现，我们把病人的血糖、尿糖治到稳定状态，"三多二少"症状也消除了的时候，不管是中药还是西药，停药都是完全可能的。

当然，停药以后我们还要定期观察，比如每隔半年检测一次，血糖、尿糖始终稳定，才可以放心停药。如果血糖、尿糖有波动，还应该及时进行中药调理。

三、降糖对药方的加减变化

专病专方不等于不辨证，使用专病专方的要点是专病专方的加减变化一定基于辨证。

关于这个方子，我有三种加减法，分述如下。

1. 原方药味剂量及个别中药味的加减

第一种加减法，就是不增加药味或增减个别药味，当病人某一症状重时，就加大相应药的剂量；当某症状不那么明显时，就减小相应药的剂量。

比如说，病人的大便原本是正常的，吃降糖对药后大便变稀了，那生地和玄参两味药的剂量就要减，因为生地和玄参有润肠通便的作用。减多少？如果原来玄参和生地两味药的剂量都是30 g，就可以把它们各减到15 g，减到15 g后如果大便还稀，那就减到10 g，减到10 g后大便不稀了，就用10 g即可。我在临床中发现，生地和玄参减到各6 g时仍有治疗作用。如果用6 g大便还稀的话，就说明病人的体质不适合用这两味药，那就去掉这两味药，加上黄柏和土茯苓。黄柏用6~10 g，土茯苓用15~30 g。另外，苍术燥，黄柏和土茯苓可缓苍术的燥性。

反过来，如果大便干，就增加生地和玄参的用量。

大便的好坏与糖尿病的疗效成正比。大便越调畅，糖尿病的治疗效果就越好。

黄柏这味药，有坚肾阴的作用。什么叫坚肾阴？大量的营养能量从肾脏漏掉了，黄柏能坚肾阴，把有用的留下，没用的排出去。土茯苓能清利湿热，让湿热从小便出来。废水都利下去了，大便也就不稀了。

一般而言，舌体胖大的人吃黄芪不上火，舌体瘦小的人吃黄芪容易上火。如果病人舌体瘦小，还有"三多二少"症状，一般我就不用黄芪了，用沙参、党参。阴虚比较明显的，还会用西洋参代替黄芪。如果病人舌体不胖大也不瘦小，偏于肿胀，用了黄芪后病人说上火，我就把黄芪减去，用党参、生晒参、沙参这类益气养阴的药，党参我一般用 10~15 g。

2. 原方与另一方合方应用

第二种加减法，就是专病专方与另外一个方子合方。这还是专病专方，因为降糖对药方跟另一个方子合用也是很有规律的。我在临床总结了几种合方的情况，分述如下。

（1）降糖生脉饮

第一种情况，病人除有"三多二少"症状外，还有心慌、气短、胸闷这些心脏供血不好的症状，或者有冠心病，只要是一见到这些表现，我就加生脉饮，药用党参、麦冬、五味子，也就是降糖对药方与生脉饮合方。这是我常用的一个方。

（2）降糖活血方

祝师还创制出一个方子，叫降糖活血方，是降糖对药方和祝师的一个经验方合在一起组成的，这经验方叫抗自家免疫方。抗自家免疫方有5味药：广木香5g，当归10g，川芎10g，益母草10g，赤芍10g。这5味药再加上原来的降糖对药方，一共才11味药，方子也很小，祝师给这个方子取名为降糖活血方。

降糖活血方也是专病专方，它的临床应用指征是，有"三多二少"症状，并在"三多二少"症状的基础上出现了气血瘀滞的情况。

降糖活血方证在临床有三个特点：痛，瘀，渴。

首先是痛症，病人有像针扎一样的疼痛，并且痛处是固定的，这也是血瘀痛症的特点。比如说心前区疼、心绞痛；女孩子痛经，同时月经量减少、颜色黑，或者月经有血块，以及其他一些诊断上的指标，比如脸上有瘀斑，舌下的静脉有瘀紫，或者舌尖上有瘀点等。只要是血瘀引起的痛症，这个方子都好用。

再就是口渴，糖尿病病人的"三多二少"症状里就有渴。但渴跟渴不一样。有的人渴，喝水特别多；有的人渴，喝一两口就不喝了；甚至还有人只是漱漱口，润润嗓子就行了。后面两种就是血瘀的渴。它与阴虚的渴不一样，是血瘀导致水液不流通引起的，如果把瘀通开，自然就不渴了。

（3）降糖分利方

降糖对药与猪苓汤的合方，我管它叫降糖分利方。当糖尿病出现水热互结的时候，用这个合方治疗效果很好。

如何辨水热互结呢？很简单，首先看有没有小便热。大多数糖尿病病人，尿得特别多的时候不会尿热。尿得多说明没有瘀，所以就不可能尿热。尿热了，说明有瘀了；有瘀了，就尿得不痛快，所以尿的次数很多，但每次尿的量并不多；尿的量不多，就会出现尿黄。这种类型的糖尿病病人，最容易出现泌尿系结石，为什么？因为瘀和热搅和在一块儿，会造成泌尿系统如输尿管、肾盂的慢性炎症。这些炎症时间久了，就有大量的磷酸盐等物质沉积在里边，最后形成结石。

也就是说，对于感觉尿热，尿颜色发黄，尿量不多，但尿的次数很多的人可以用降糖对药方加上猪苓汤治疗。当这些症状都缓解了，比如说小便尿得特痛快了，尿量也很多了，就可以把猪苓汤减掉，只用降糖对药方。有是症用是药，有是证用是方，有这个症状加这个药，有这个证候加这个方。水热互结没有了，猪苓汤自然就要去掉。

水热互结证型的病人，大多见于糖尿病的中晚期，或者已经病了很久了。我在刚学医的时候用这张方子，有一次给人治糖尿病的疗效让我得意得不得了。一位有17年糖尿病病史的病人，吃了好多中药、西药，效果都不好，结果用了降糖分利方以后，血糖一下子就从15 mmol/L降到6 mmol/L了。自那时起，我就拿这方子当成宝贝了。

我当时用这个方子，是因为病人尿黄，小便量少，尿得不痛快，感觉小便热。后来我觉得这个方子降糖效果很好，就忽略了中医辨证，结果有的病人吃完这个方子有效，有的病人吃完没效。是水热互结证的就有效，不是水热互结证的就没效。

凡是糖尿病中晚期，以及糖尿病肾病早期和中期阶段出现血尿、低蛋白血症时，都可以用这个方子，尤其是低蛋白血症，非常适合用这个方。

为什么会出现低蛋白血症？因为大量的蛋白从尿里丢失了。低蛋白血症的症状表现为两下肢呈凹陷性水肿。

还有一类病人，在患有糖尿病的同时，还患有心包积液、胸腔积液，用这个方治疗，效果也很好。这类带有积水的病人，常常会出现肝功能下降，出现转氨酶等指标的变化。病人虽然小便次数多，但是尿量少，体内有大量的积水，所以出现水肿的见症。

我在临床有一个很爱用的方子，叫防己黄芪汤，可治疗下肢浮肿。可是我后来发现，有很多的下肢浮肿，防己黄芪汤不好用。防己黄芪汤不好用的时候，我就会问病人尿黄不黄、量少不少、次数多不多。如果出现尿黄、量少、次数多这些水热互结、瘀热互结的症状，就改用降糖分利汤。

（4）降糖通脉汤

第四个合方的专方叫降糖通脉汤，这是祝师创制出来的。降糖通脉汤方证，首先要有"三多二少"症状，此外还要有糖尿病的外周神经或者外周血管病变，表现为对称性的两腿麻木，或者两条腿有针刺样或烧灼样的疼痛。这类病人非常容易得脉管炎和糖尿病足。上述表现也是糖尿病足、糖尿病性脉管炎早期阶段的常见表现。

这类病人还有一种现象，就是对这种针刺样、烧灼样、对称性的麻木疼痛描述不清。这个毛病有一个特点，就是夜里比白天要明显。有的病人的疼痛是自发性的，没什么原因就疼上了，像触电似的，有的是一闪一闪的刺激性的疼，还有的是刀割一样的疼。一出现这种疼痛，病人离脉管炎就很近了。这类人一旦得了糖尿病足，得了脉管炎，这个方子也有效，但效果就没那么好了。当疾病局限于在外周血管病变、外周神经病变的时候，这个方子是非常好用的。

这个方子的组成是，降糖对药方，也就是我上面说的 6 味药，再加上 5 味药。这 5 味药也是祝师拟定的一张方子，叫四藤一仙汤。四藤是海风藤 10~15 g，络石藤 10~15 g，钩藤 10~15 g，鸡血藤 20~30 g；一仙是威灵仙 10~15 g。这 5 味药再加上降糖对药方的 6 味药，共 11 味药，方子也不大。凡是有外周血管病变的糖尿病，我们就可以用这张专病专方治疗。

在糖尿病脉管炎的前期，还有一类合并症，那就是肌肉萎缩、四肢瘦削，突出表现在腿，其次是胳膊。得糖尿病时间久的人，尤其是经常打胰岛素的人，胳膊细、腿细、肚子大，尤其是两条腿特别细、没劲儿，很危险。这种情况就不是降糖通脉汤可以解决的了。这时可以用另外一张专病专方——清燥汤，这是李东垣的一张名方。

还有的糖尿病病人，得糖尿病时间久了，出现脉管炎早期症状的时候，大脚趾趾甲盖黑紫，足趾红肿。这时用专病专方当归拈痛汤加四妙勇安汤治疗，红肿一般一周之内就可以减轻。

3. 原方的加味应用

下面再给大家介绍降糖对药方的第三种加减法，那就是加味应用。我们采取的是"有是症用是药"的方法。加味应用建立在施今墨先生创制的专用对药的基础之上，可以弥补降糖对药方的不足，因为糖尿病病人不可能全都按照降糖对药方的方证得病。如果病人还有他症，我就"有是症用是药"，所加药物，可被称为专病专药。

下面是我在继承施今墨、祝谌予两代先师经验的基础上，总结出来的一些专病专药。

（1）糖尿病眼病专病专药

对于专病专药的学习，我个人感觉应该有一个跟师过程。不然只听我说出现这个症状加这味药，出现那个症状就加那味药，结果面对病人时，却不知道病人有没有这些症状。病人没说，你也没有诊断出来，这些症状就被漏掉了，用药精准也就无从谈起了。但是在有经验的老师面前，这些症状是不会被漏掉的。

举个例子，糖尿病并发眼病的概率是非常高的。当病人来看糖尿病，如果他已经出现眼病了，但他没想起来说，你也没有问，诊断时也没有发现，那就漏诊了，这样的话，单纯用降糖对药方的疗效就差了。

如果你及时发现了病人有眼部的并发症，或者病人自己还不知道，等你提示后他才想起来自己看东西不如原来清楚了，那么加上对应的眼病专药，治疗效果就提高了。

糖尿病视网膜病变的早期，尤其是更年期的女性，视力下降与花眼的年龄常常不同步。过去老百姓有个传说，"花不花，四十八"，也就是说，女性到了绝经期的时候，视力下降就会很明显。但有的人三十几岁视力就下降了，尤其是现在，人们一天到晚都离不开电视、手机、电脑等数码产品，而这些数码产品屏幕的强光刺激会造成视力的下降。

视力下降可以通过望诊诊断，一般而言，视力下降的表现有：黑眼珠发黄，眼白发黄，在光线下看人没那么聚神。对于糖尿病视网膜病变，一旦发现，就应该及时干预。

糖尿病视网膜病变还有一个指征，那就是舌尖部微细血管青紫。凡是微血管出现瘀阻，就表现为舌下静脉的微细血管青紫。舌下静脉大血管的青紫跟微细血管的青紫的意义是不一样的。如果靠舌尖部的微细血管出现青紫，则病人大概率有眼底视网膜病变。

有视网膜病变，还有"三多二少"症状，我们就可以加三组对药治疗。这三组对药为：川芎、白芷各10 g，菊花、青葙子各10 g，谷精草、夏枯草各10g。这三组对药，在糖尿病视网膜病变的初期、早期和中期使用，效果都很好。

　　如果疾病进一步发展，出现眼底出血了（比如有一种视网膜病变的病人，看什么东西都是红的），我们在上面三组对药的基础上再加上几味凉血活血的药：大蓟、小蓟、茜草、槐花、三七粉。这个方子对糖尿病的眼底出血，甚至视力下降、失明，效果都特别好。一般用量为：大蓟10g，小蓟10g，茜草10g，槐花10g，三七粉3g。

　　（2）血糖不降专病专药

　　如果病人的症状不是单纯的"三多二少"，还有其他症状，单独用降糖对药方效果就不会很好。

　　经常有学生问我，说自己在跟诊的时候发现老师用降糖对药方效果挺好的，但自己用的时候效果就没那么好了。我说这是因为病人还有一些其他的疾病信息，但你没有找到。

　　如果病人有"三多二少"症状，但吃降糖对药方后血糖还是降不下来，那就需要细心地寻找其他的症状，比如发现病人口渴，但喝水不解渴，就加上两味药：乌梅10g，天花粉30g。这样的话，血糖就降下来了。

　　需要强调的是，必须具备口渴但喝水不解渴的症状时才加乌梅、天花粉，不能见着血糖不降就加。如果病人吃了降糖对药方后易饥症状不缓解，就加生石膏30g、知母10g、玉竹30g、西洋参10g。加上这些药，病人就不会饿了，病人不饿了，血糖就下降了。这也是中医辨证的一个重要部分。

　　还有一类有"三多二少"症状的糖尿病病人，吃完降糖对药方后血糖不降，尿次仍然多，那么，就加用土茯苓30g、芦根30g、白茅根 30 g、知母 10 g、黄柏 6~10 g 来治疗。一般吃两三个星期，血糖下降就很明显了。这组药对糖尿病同时尿酸高的治疗效果特别好。

更年期女性糖尿病病人，吃降糖对药方后血糖不降，进一步问诊，若病人有烘热汗出，就再加黄芩 10 g、黄连 5 g、沙参 20 g、麦冬 15 g、五味子 10 g、桑叶 15 g、玉竹 15 g。尤其是对夜里爱出汗的病人，这几味药效果特别好。

不管是专方与专药的加减，还是专方与成方的加减，还是药味剂量及药味的加减，都是有非常明显的规律的。只要找到规律，我们就可以加减应用。

四、小结

第一，在临床，我把糖尿病分为典型和不典型两个常见类型。

第二，降糖对药方适用于有"三多二少"症状的糖尿病，再精确一点的话，是适用于有"三多二少"症状、大便偏干的糖尿病。还有一些其他症状，也可以用降糖对药方加减治疗。

我还在研究降糖对药方新的适应证，这样可能对未来提高降糖对药方的临床疗效有帮助。我也在研究降糖对药方的一些新的现代医学化验指标，如果能与现代医学化验指标相对应，我们专病专方的靶点就会更加准确。靶点对应得越准，专病专方的效力就越大。

通过研究我还发现，在糖尿病的早期阶段，空腹血糖还不高，糖化血红蛋白也不太高，只是糖耐量低时，只要有"三多二少"症状，我们就可以用降糖对药方治疗。另外，尿崩症、垂体病、甲亢，只要有"三多二少"症状，也可以用降糖对药方进行加减治疗。

第十讲　妇科病与早期糖尿病的诊断与治疗

今天跟大家讨论在女性健康调理过程中如何早期发现糖尿病。我是研究糖尿病早期诊断和早期治疗的，在日常看病的过程中，即使病人是来求治其他疾病的，我也会关注其是否有早期糖尿病迹象。

一、亚健康状态是疾病的前期状态

找我看妇科病的病人中，来调治亚健康状态的人最多。有意思的是，关注养生保健的人，前些年以老年人居多，近几年则以青中年女性为多，青中年女性反而比老年人更加重视对亚健康的调理。青中年女性一旦出现亚健康状态，不仅高度关注，而且在治疗上也能够坚持。这也是我这一类病人越来越多的原因。

据我临床观察，亚健康分两种情况。一种情况是病人自己感觉不舒服，但现代医学体检查不出异常指标。比如，根据病人的感觉我们诊断病人肝血不足，但病人说前几天刚查完肝功能，肝功能没有问题。这就涉及中西医语言问题了。中医说的"肝"，不仅包括现代医学解剖中"肝"的概念，还涉及一些情志、神经以及内分泌代谢方面的内容。

另一种情况是现代医学理化检查某一单项指标异常，但病人自己没有不舒服，这一单项指标又不足以用来确诊某一疾病。比如转氨酶值为 60~70 U/L，略微高于正常值（40 U/L），病人没有明显的临床症状。

以上两种亚健康情况比较多见。现代医学给亚健康下了一个定义：亚健康是人体状况介于疾病与正常之间的中间状态。亚健康还没有达到疾病的程度，但已低于健康的标准了。中医认为"疾"和"病"不是一个概念，"疾"是病前状态，"病"是已病状态。亚健康就是身体处于"疾"的状态。如果病人检查指标有异常，但自己没有感到不舒服，是不是身体就真的没有问题呢？其实不是的。病人已经有了亚健康的迹象，也就是已经有了"疾"了。中医治未病，并不是没有任何"疾"之迹象就预防，治未病是讲究迹象依据的。

那么，我们怎么判断病人是否处于亚健康状态呢？一种方法是，观察病人的状态。虽然病人没有明确的临床症状，但是细细观察你就会发现，病人身体不如正常人有活力。比如病人原来感觉特别好，现在早晨起来就觉得浑身没劲儿，原来睡醒了感觉身体很轻松，现在睡醒了身体也不轻松，等等。

再一种方法是，问诊。通过问诊了解病人对环境的适应能力是否下降了。比如换一个环境睡眠就受影响，出差在外食欲不振、胃肠消化能力下降等，都说明病人处在亚健康状态。

很多疾病的早期表现就是亚健康状态。如果能够及时调理亚健康状态，及时治疗疾病早期症状，则人的身体素质、生命质量乃至寿命都能有提升的可能性。

二、妇科病中早期糖尿病的迹象

在妇科病人的亚健康人群中，有三类人常可见早期糖尿病倾向。

1. 月经量少伴肥胖的病人

（1）病证表现

有一类女性，还没有到更年期，甚至还没有结婚生子，月经量就开始减少了，同时，体重也在慢慢地增加。我相信临床医生都有这方面的体会，月经稀发、月经量减少常常是女性内分泌失调、肥胖的重要原因。反过来说，女性内分泌失调、身体肥胖，也常常会导致月经量减少和月经稀发，这些问题是互为因果的。

近年来，在妇科的门诊当中，有一类人是直接求诊说自己月经量少了，然后身体越来越胖。还有一类人是来求诊别的病，比如焦虑、妇科炎症等，被我关注到了月经量少、肥胖的问题。

月经量减少是内分泌类疾病，糖尿病也是内分泌类疾病，当疾病出现同一病机和同一发病诱因的时候，我们就要多加关注，这对我们发现早期糖尿病特别有帮助。

随着月经量减少、身体发胖病程的演进，这类病人常常会出现一种焦虑状态，比如不明原因的烦恼、易怒、猜疑、担心、害怕、委屈想哭、入睡慢、容易醒等。在临床当中，遇到这一类症状的时候，我都会进行收集统计。最后发现，有这类症状的病人患糖尿病的概率明显高于没有这些症状的人。

很多时候，病人不是来看糖尿病的，但是问着问着，糖尿病的表现就被问出来了，或者说在问的过程当中，我就把治疗方向直接转到对糖尿病的早期调理上去了，结果把她的焦虑、抑郁也治好了。另一种情况是，把焦虑、抑郁治好了，糖尿病的早期症状也消失了。

月经量减少性肥胖的病人，出现下面这几个现象，就要考虑早期糖尿病。

第一，月经后期、量少，体重增加。

第二，病人生产过，有剖宫产的经历。对于这类病人，我们要关注她剖宫产的原因。因为妊娠高血糖、身体太胖或者胎儿太大才做剖宫产的病人，患糖尿病的概率会增加。

第三，病人有失眠、担心害怕等焦虑症状。

（2）用方：逍遥阳和汤

治疗这类病人，我常用逍遥阳和汤加减，即逍遥散和阳和汤的合方加减。

我们先解析一下逍遥散和阳和汤这两个方子。我和我的师兄祝肇刚先生有这样一个共识：月经后期，伴随情绪不好的，逍遥散疗效好。为什么？因为月经后期、量少，是由于病人的气血不足。气血不足，常见的是肝血不足。当肝血不足了，人们就会出现烦躁发火、长出气、两胁胀痛、乳房胀痛等症状，这是一个规律。

逍遥散能疏肝气之郁。肝气郁了，肝经就会出现气血的瘀滞，出现乳房、胸胁的胀痛。逍遥散还能够宣脾气之困。脾困则脾气不足，脾气不足的人没有精神、没有兴趣。肝气郁结，脾气不足，必然会使心肾之交受到影响。如果我们把肝气之郁舒达了，把脾气之困宣达了，肝肾自然也会通达。

病人常讲一句话："我湿气太重了。"什么会导致湿盛呢？从中医讲，首先是肝的疏泄失职，肝气郁结克脾土，脾气壅滞，则水湿不运。

脾在左腹、肝在右腹，当肝脾出现瘀滞的时候，首先会影响带脉，造成带脉在腰脐之间的闭塞。腰脐之间涉及督任两脉。另外，人的卵巢在小腹，带脉壅滞以后，卵巢的气血功能就会受到影响，冲为血海、任主胞胎。冲任失养，自然就会造成卵巢功能的衰退。卵巢功能衰退，就会出现月经量减少、月经后期。逍遥散可以改善这种现象。

在人体，津液循行、布输的通道是三焦。三焦通畅了，五脏元真就通畅了，人就安和了。当三焦肌腠之间的水湿壅滞后，人就发胖了。这和大自然一样，如果阳光特别充足，水湿就能够气化蒸发，就不存在瘀阻。湿气太重，或者阳光不足，痰湿水饮内停，人的情绪就会受到影响，往往就会猜忌、多愁善感、内心阴郁而缺少阳光喜气，这时我们就可以用逍遥散"舒达"，用阳和汤"照射"，这是我的临证思维。让阳光照射下来，使水湿得以化散，肝郁脾虚也好了，那人是不是就高兴了？

所以我经常跟病人讲，我这个方子还有一个名字叫逍遥开心汤，你吃了我这个药会莫名地开心。人开心了，三焦通达了，阴阳合畅了，气血津液循环的道路、环境就清洁了，体内的杂质就没了。这个方子在临床用于治疗我刚才讲的那些临床表现效果很好，如果这个时候化验血糖显示指标异常，我们可以先不管血糖，而以中医的辨证为主，疏肝解郁，让人心情舒畅。

（3）验案分享

何女士，32岁，2005年5月15日来诊。这是一个星期日，病人比平常多一些。那天何女士来得不是太早，前面排队的人又多，她本来就等得有些不耐烦，结果偏又有位中年男性来晚了，加了个号后又要加塞儿，说有急事，然后就挤到诊室了。何女士就生气了，指责这位男士，对方脾气也急，两人就吵起来了。我当然要安抚大家，于是向他们道歉，希望他们的心情能够平静下来，耐心等待。

好不容易叫到何女士的号了，她一进门，就能看出她的怒气还没消，我就和气地说："您不要太着急，刚才的事责任都在我们，是我们没维护好秩序，对方可能挺急的，您多体谅一些。"说完这些，我看到她还在长出气，就又说了好多话，最后总算使这位女士心态平和了。我在临床看病，愿意跟病人交流，喜欢待其心态平和了再看诊。

我在望诊中发现，这位女士身材比一般女性要高一些，大概一米七几的样子，体形比较胖。看到她填写病历时写的字，我就受了些启发。她的字还算漂亮，但是写得很小，字形内紧外疏，内紧紧到让人感觉不透风，外疏疏得不着边。病人体型高大，写字外疏，说明她外表还是外向和爽朗的，但是字小，字形上又内紧，说明她内心是有纠结的，有不可触碰的底线。这时我心里就有了问诊的方向，也知道我应该注意别触碰这位女士脾气的底线。

病人刚坐下的时候，我发现她的两颧和口唇颜色有点暗红，这是气血循行不畅的表现。一搭脉，发现她六部脉都是沉细弦的。因为这位病人的怒气还没消，我们俩暂时都有点尴尬，于是我就微笑着赞扬了她一句："你这字写得真漂亮，现在能够写出这么好的字的人可真不多了。"这么一夸，她就有一点笑意了。接着我又奉承她一句："从您写的字上能看出来，您是一个性格豪爽的人。"病人一听就笑了，她说："这您都能看出来？您还看出什么来了？"这时候手下脉诊的信息告诉我，她的六脉都是沉细弦的，并且偶尔跳十几下后有一个停跳现象。也就是说，脉是没劲儿的，还有一些结象。再加上她的口唇、两颧是紫的，而两颧是心所主，所以我判断这个病人有胸闷气短的现象。大家试想一下，一个女子六脉俱沉，气血不足，还出现脉缓结，她的心胸气机应是不畅的，应该会有胸闷气短的症状，其冲脉、任脉也必定是血行不畅的。我又问她："你是不是月经时间有点往后错，量又少？今天来找我就是看这个病来了？"病人微笑着点头，神情很诧异，好像在说"你看得太准了"。

这个时候，我从病人的外在表现与其求诊的疾病之间，找到了疾病迹象的对应。应该说，这是一个规律，我只是发现了这个规律。当病人肝气郁结、心胸憋闷的时候，月经时间就会往后错，病人六脉的气血都不足，又爱着急，所以她月经量一定是少的，她的各个症状之间是存在着规律性的联系的。

由此，我想到了冲、任、带脉的结滞必然会造成三焦功能受阻，进一步发展就会影响到血糖的代谢，于是我建议病人做血糖检查。一开始病人质疑测血糖的必要性，我便问她："你现在身体较胖，能告诉我多长时间增加到现在的体重的吗？"她说："将近一年。我原来的体重只有135斤，现在变成了162斤，各种减肥方法都试过，用了就有效，停了就反弹。"对于一个女子来说，162斤的体重带来的心理压力是可想而知的。身体发胖，心情不好，就会影响到健康，所以她经常是急躁的。甚至在跟我交流看病的过程中，我时不时地感觉到她是一个耐不住性子的人。病人口述病情的时候越着急，我的神态、心情就越安定，这也是我的一个习惯。在病人叙述到关键点的时候，我露出理解她的神态。让病人感觉到被理解，对看病效果有促进作用。

后来我也能感觉到她开始信任我了，她的状态越来越放松了。当她说自己脾气急躁不可忍耐的时候，确实有一种受挫、不可控的神态，当谈论某事时，她说："我一听到这句话，火一下子就起来了。"我在她身体与情绪状态高涨的时候，特意按了她的脉，发现她的脉停跳了两三下。人急脉缓，这也是气血不足的表现，说明体力不支，很多事情都是勉强在做，于是我就在她向我叙述病况的空隙中插上了一句："你是不是每天早晨起来提不起精神、倦怠、乏力，甚至整个上午都提不起精神，对任何事情都没有兴致，也进入不了工作状态，但一到下午状态就好了，并且随着下午时间的推移，状态越来越好，甚至晚上根本就不想睡觉了？"她说："真的是这样。我每天晚上很晚了都没有困意。我睡觉不是因为我困了，而是因为别人都睡了，所以我也该睡了，经常在一两点钟才睡着。"我说："你睡觉是不是也不踏实？"她说："你说的对，就是这样的。"大家想想，她在没有困意的状态下入睡，睡觉能踏实吗？所以，我们对临床症状进行分析和问诊时，是有方向的，是循着迹象的。我的问话没有一句是判定式的语言，全是提示性的征询，但全问准了。

其实这一段问话也没有什么神奇的地方，只不过是在看病过程当中，我始终保持着安神静气的状态，使医患形成了一种高度的默契。这也是医生必修的功夫。我记得梅兰芳先生对演员有8个字的概括："是我非我""装谁像谁"。我们医生看病也需要进入一种诊病状态，给张女士看病是一种诊病状态，给李先生看病又是一种诊病状态，要不断地切换状态以与求诊的病人形成一种高度的默契。所以一天下来，好医生是很累的。医患之间的默契和环境的营造，是医生和病人共同来完成的。医生与病人的默契程度越高，医患的会意对应性就越准确，相应地，医生的直觉思维就越敏捷。我看病相信直觉思维的判断，直觉思维对一个医生而言是很重要的。

病人的月经量少引起了肥胖，肥胖使湿浊内蓄，湿浊内蓄影响了三焦津液、能量、气血的敷布。当人体需要的正常能量不能被充分利用，应该排出体外的废物不能全部排出时，人必然会出现急躁与倦怠的交替。这些都是早期糖尿病出现率较高的征象。

在我的建议下，病人做了血糖监测，结果空腹血糖 7.1 mmol/L，餐后血糖 9.5 mmol/L，糖化血红蛋白 6.7 %。在临床中，当病人同时有多种病时，我的经验是，应该以原发病作为主导关注点。月经量少、时间后错，肥胖，情绪容易波动，这些问题在前。虽然发现了她有早期糖尿病的征象，但这时候的治疗不要过早地切入到早期糖尿病上，仍然要先以原发病作为诊病选方的依据，至于新发病，可以加一些对应性的调整的药。比如，这个病人非常符合逍遥阳和汤的方证，但是她血糖有点偏高，如果口渴，我们就加天花粉，如果尿不畅、尿黄，我们就加白茅根、芦根之类的清热利水药。这样一来，血糖自然就降下来了。这种方法叫辨原发病选方、辨新发病选药，一般来说，以这种方法选方用药是很精准的。

据此，我就把给她治病的方向、方案都确定下来了。在逍遥阳和汤原方的基础上，又加了一些疏肝理气的药，如陈皮、佛手、香橼等。这也是施今墨先生的经验。当一个女孩子的月经量减少了，在用补血活血药的同时，必须配合理气药，因为"气为血之帅"。

开完方后我跟她说："按我开的药方，先吃一周，然后观察一下有没有出现以下两种现象：第一，食欲变好了，但食量下降了；第二，大便爽快了，量也增加了。吃完一周后，如果出现了以上两种现象，就先不要找我复诊，照着原方再抓一周的药续服，吃完药你再来找我复诊就行。"

病人吃了两周的药后来复诊，果然一切都与我的预见相符。病人这下对我很有信心了。这次她来找我看病，能感觉到她很亲切，没有了上一次看病时的那种急躁易怒的感觉，女孩子的柔和气象出来了。后来我继续用逍遥阳和汤加减给她治疗了 3 个月。第 1 个月，她的月经量没有太明显的变化；到第 2 个月，月经周期就由原来的四十多天减少到了 31 天；到第 3 个月的时候，月经周期就变成了 29 天，经期也从一开始的 1~2 天增加到了 4 天，而且月经颜色比较好，量也比以前大了。最让病人开心的是，3 个月内，她的体重减了 21 斤。女孩子兴奋地说："薛大夫，我原来对吃中药有抵触，但吃了您开的药后，我的看法完全改变了。"

又治疗了几个月后，不但血糖指标正常了，体重及其他各方面也都达到了让她满意的程度。后来我给她配了 3 个月的水丸。

这个病人初诊时 32 岁，现在 47 岁，16 年过去了，没有再出现过血糖高的现象。

2. 产后妇科炎症反复、体重难减的病人

（1）病证表现

对于有过生产经历的女性，我们对曾经有过妊娠期高血糖（一般在怀孕 20 周前后比较多见）病史或者有家族糖尿病病史的病人，要重点关注。中医十问中有问"既病"，问既往史、家族史等是非常重要的。如果忽视了妊娠期高血糖病史，就容易造成产后早期糖尿病的漏诊。

我对这类病人的一种临床现象特别敏感，那就是病人产后体重没有恢复到孕前的水平，又频繁地出现妇科炎症，比如阴痒、尿路感染、盆腔积液、宫颈炎症，甚至宫颈病变等。一般来说，这些疾病和血糖的代谢异常关系特别密切。如果意识不到这一点，妇科炎症就很难治愈。

这类妇科炎症，如果很快治好了，并且好得还挺彻底，那基本就不用担心。相反，如果过一段时间病情反复，而且症状更严重，那就

得提高警惕，让病人定期监测空腹血糖和餐后血糖。

还有一类病人我们要重视，那就是多次减肥不成功，体重持续增加的病人。之所以减肥不成功，往往是因为这类病人阳气不足，湿热过重，导致意志不坚定。

（2）用方：升阳利湿汤

治疗这类病人，我常用升阳利湿汤，它是补中益气汤和龙胆泻肝汤的合方，很好用。

这个方子的功效是升阳、利湿、补中气，治疗中气不足、湿郁化热导致的疾病，这类疾病临床表现为经常乏力，月经持续时间比较长，淋漓不尽，同时白带量多色黄，频发尿路感染，由于下身经常不干净，有的人容易出现疣体，再严重的会出现一些性病类的感染，最后还可能导致宫颈病变。有的时候，这一证型引发的尿路感染和性病症状很相近，非常难鉴别。

这类人还有一个特征，就是在天气很凉的时候穿得很少，觉得身体燥热。这类病人多有妊娠期高血糖和剖宫产的病史，并且舌和脉经常有矛盾的表现，比如舌红苔黄腻而脉沉细无力，甚至有时候舌苔黄白相间，或舌体胖大（虚象）而舌苔厚腻（湿热）。凡是见到这类征象，用升阳利湿汤治疗，效果特别好。

我在治疗升阳利湿汤方证的妇科炎症时，发现这一类病人早期糖尿病发病概率非常高。为了便于与有志于这方面研究的同道们探讨，我把自己探查出的本病的规律症状特征跟大家做一分享。

第一，有妊娠糖尿病或高血糖病史。

第二，妇科炎症治疗有效，但总是反复发作，越来越难治。

第三，头晕气短，神疲体倦，大便总也解不干净，体重先加重后减轻。为什么体重先加重后减轻？因为早期体内痰湿热壅，代谢失常，体重就容易增加，而一旦血糖高了，体重就会越来越轻。

第四，平时爱吃甜的和辣的。甜食容易生湿，辛辣容易生热。

第五，有剖宫产病史。

第六，病人湿热特别重。湿热进入血分会出现什么？我们发现有这样一类疾病，叫湿热入血型的皮肤病。凡是外阴有病变，妇科炎症频发，并出现皮肤病的时候，我就会立即想到用升阳利湿汤治疗。

升阳利湿汤的以上六项方证要点中，具备前两项，就要建议病人做糖尿病的排查。当然，具备的方证要点越多，糖尿病的可能性就越大。

用升阳利湿汤时，要从临床症状切入。即使临床症状消失，也不可以立刻停止治疗。要多次检查病人血糖、尿糖指标，观察病人的舌脉。血糖、尿糖指标正常了，同时舌脉也恢复正常状态了，或者出现了明显的正常趋向，才可以停药。

根据中医辨证已治愈以后，也就是舌苔、脉象都正常以后，还应每隔2~3个月做一次多维监测（我把三餐前的空腹血糖监测、三餐后的餐后血糖监测合称多维监测）。多维监测都正常了，才可不再继续药物干预。

说到这儿，我想给大家介绍一个巩固血糖正常水平的方法。当症状消失、指标全都正常后，过了一年半载，病人又来求诊其他疾病时，可能病人的舌苔、气色等又有了一些异常，但血糖指标没有出现异常，遇到这种情况，我就会用补中益气汤加中和汤给病人进行稳定治疗，然后配水丸让病人服用，一般都可以避免糖尿病复发。中和汤组成：苍术、黄柏、知母、土茯苓。保险起见，除非病人饮食节制、规律作息，不然最好要求病人在 3 年内定期做血糖监测。

3. 产后焦虑的病人

（1）病证表现

产后焦虑临床上非常常见，失眠为其突出症状，病人常常是既入睡慢，也容易醒。这一类人也容易出现早期糖尿病。这类病人用中药治疗见效迅速。

（2）用方：逍遥归脾汤

对于这类病人，我常用逍遥归脾汤，即逍遥散、归脾汤合方加减（去木香、龙眼肉，加合欢皮、夜交藤）治疗。对于痛经，月经前后痤疮、失眠，月经先后不定期，平时口燥咽干、神疲、没有食欲、委屈想哭、担心、猜忌、健忘、强迫、心慌、气短、失眠、多梦等，逍遥归脾汤都好用。

另外，对于乳腺增生、甲状腺结节等增生性体质的病人，这个方子也比较好用。这类病人在性格上往往"拿起来放不下"。

逍遥归脾汤对应的舌象、脉象是舌体偏胖、舌质暗，脉沉弦、沉细弦、细弱。临床看病，我是重视舌诊、脉诊的，因为这是我自己对病人所患疾病的诊察之途，不可忽视。病人自己说的所有不舒服症状，我都要通过舌和脉来验证。症状、舌、脉、药物之间高度对应的时候，治疗效果是非常明显的。

比如当病人说自己睡眠不好时，我就会问她是入睡慢还是容易醒，如果对方回答入睡慢又容易醒，我就会直接想到逍遥归脾汤方证。病人入睡慢还容易醒，说明脾常年在透支状态下疲劳工作。这时候我会继续问病人是干什么工作的，而且问得非常详细，有时候病人不太愿意告诉我。之所以问得详细，是因为我想了解病人工作的压力程度，以此来判断病人的工作是否超出了其体能。比如做产品销售策划方案的，压力就比较大，而只在人事部门天天打印文件的话，基本就没什么太大的压力了。当一个人在疲劳状态下完成有压力性的工作时，最容易得这类病。

这类失眠的病人唇色往往是偏淡或者花红的，花红就是一块偏浅、一块偏深。见到这类颜色的口唇，我必问病人记忆力怎样，如果病人两寸脉微弱，口唇色淡，一般来说记忆力都不好。因为脾主意志，其华在唇。口唇色淡，表明脾的气血不足，如果病人失眠，我们就可以断定其为血虚性失眠。脾的血气不足，必定会造成意志不坚定，记忆不牢靠。所谓"意者，神识，意向也"，脾藏意，脾血气旺盛，意志才可集中，记忆力才强。

很多从事高难度、高强度工作的病人，一方面心血暗耗，一方面脾气不足，常见心脾两虚，对于这些人，我们尤其要注意其血糖代谢是否异常。当脾运化水湿的功能下降时，体内的浊阴废水就会堆积，血糖就有可能升高。血糖高是因为该利用的血糖没有被正常利用，堆积在体内，变成了废糖。久而久之，体内湿浊致病的物质增多，造成精神、体力的疲惫，情绪的悲观多虑，负向的思维习惯，形成恶性循环，这就是这一类病人疾病的病机。对于这类病人，我会更多地关注其血糖监测情况。

长期注射胰岛素，但血糖控制不理想，甚至还会出现低血糖，说明这不是胰岛素缺乏造成的高血糖。但此时胰岛素不能停用，因为突然停用胰岛素，血糖会反弹。这类的情况我在临床屡屡见到。病人身体里本来就有多余的血糖，又被注射了很多胰岛素，造成体内胰岛素堆积，大家想想，病人的身体能干净吗？这种不干净的情况，对应了中医的湿证。糖本来是有用的能量，变成负性能量后，就变成了一种多余的东西。这种现象我们称为湿证。湿证严重了人就会乏力倦怠、心情烦躁、没有耐心。为什么烦躁？因为身体不干净。身体干净了，其人自然清爽。这也是我治疗糖尿病时的独特思考。对于这类疾病，我常用逍遥归脾汤治疗，逍遥归脾汤有推陈致新的作用，能疏肝、解郁、健脾，所以，我称这种治法为推陈致新之法。

逍遥归脾汤治疗早期糖尿病有几个常用的加减方法。

第一，血糖高、尿酸高时，加用中和汤，即苍术、知母、黄柏、土茯苓，有中和尿酸和血糖的作用，用于体内湿热比较重的人，效果特别好。

第二，月经量少、色淡，加木香、龙眼肉。归脾汤本来有木香、龙眼肉，但我在治疗早期糖尿病的时候，一般不用木香、龙眼肉，如果病人月经量少色淡，我就把它们加回去。

第三，如果病人舌体瘦小，去黄芪，加葛根、天花粉。葛根的用量一般比较大，可用 30 g、40 g 乃至 50 g；天花粉 15~30 g。

第四，脚底板痛的病人加青黛 5 g、木瓜 15 g、熟地 15 g、山萸肉 10 g。

第五，尿糖也高时，加生山药 30 g。

第六，病人只是入睡慢，没有容易醒的情况，去掉合欢皮、夜交藤。